り眠れる

頭蓋骨はがし

の"ながら"で頭をもむだけ

眠活ヘッド整体Dr HEADオーナー
みんみん先生

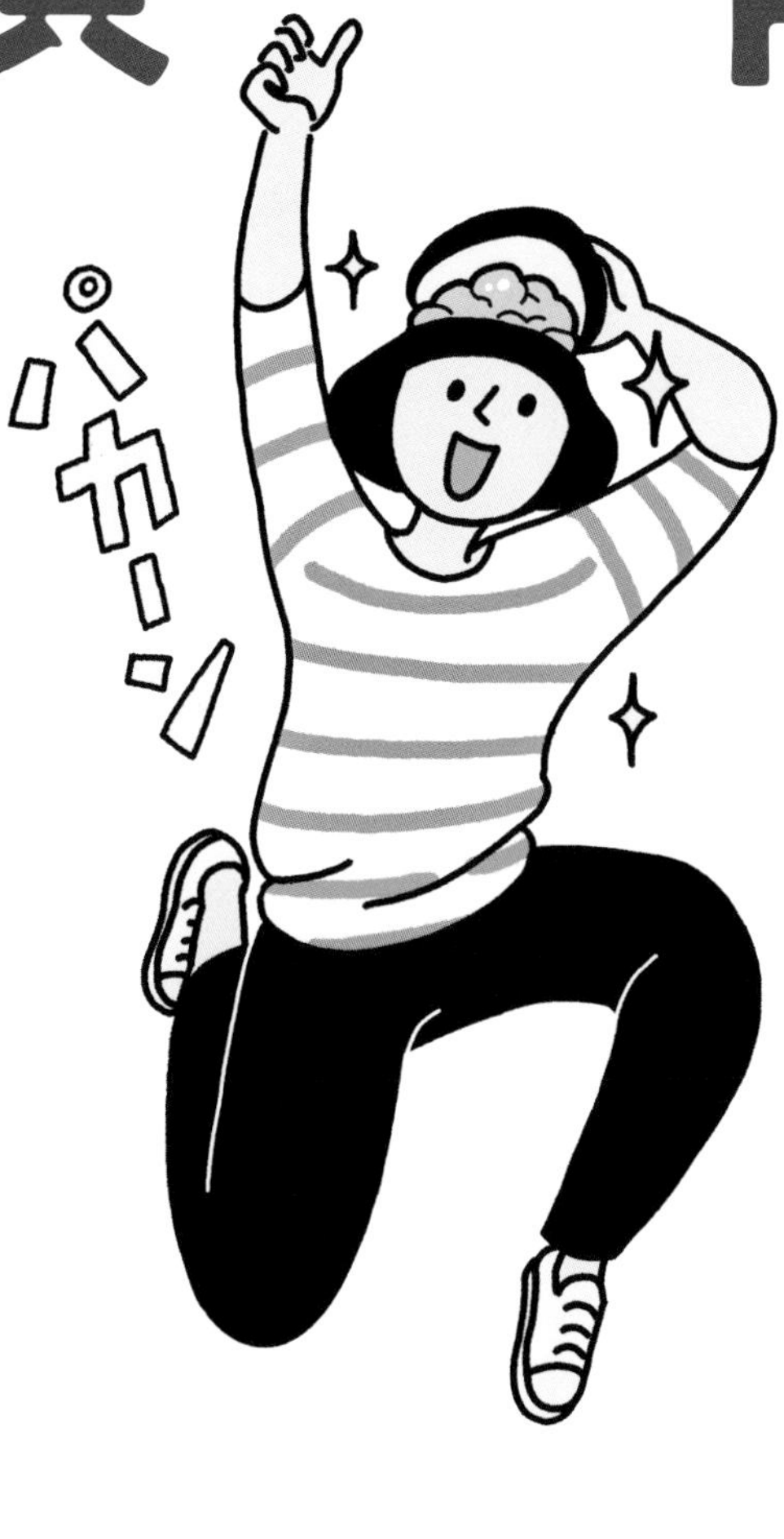

主婦と生活社

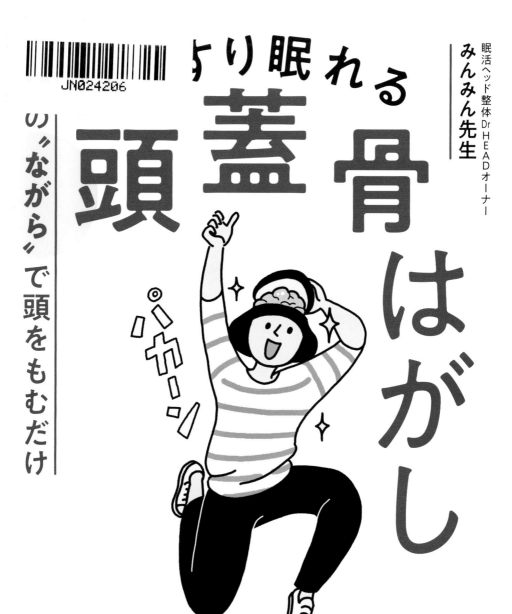

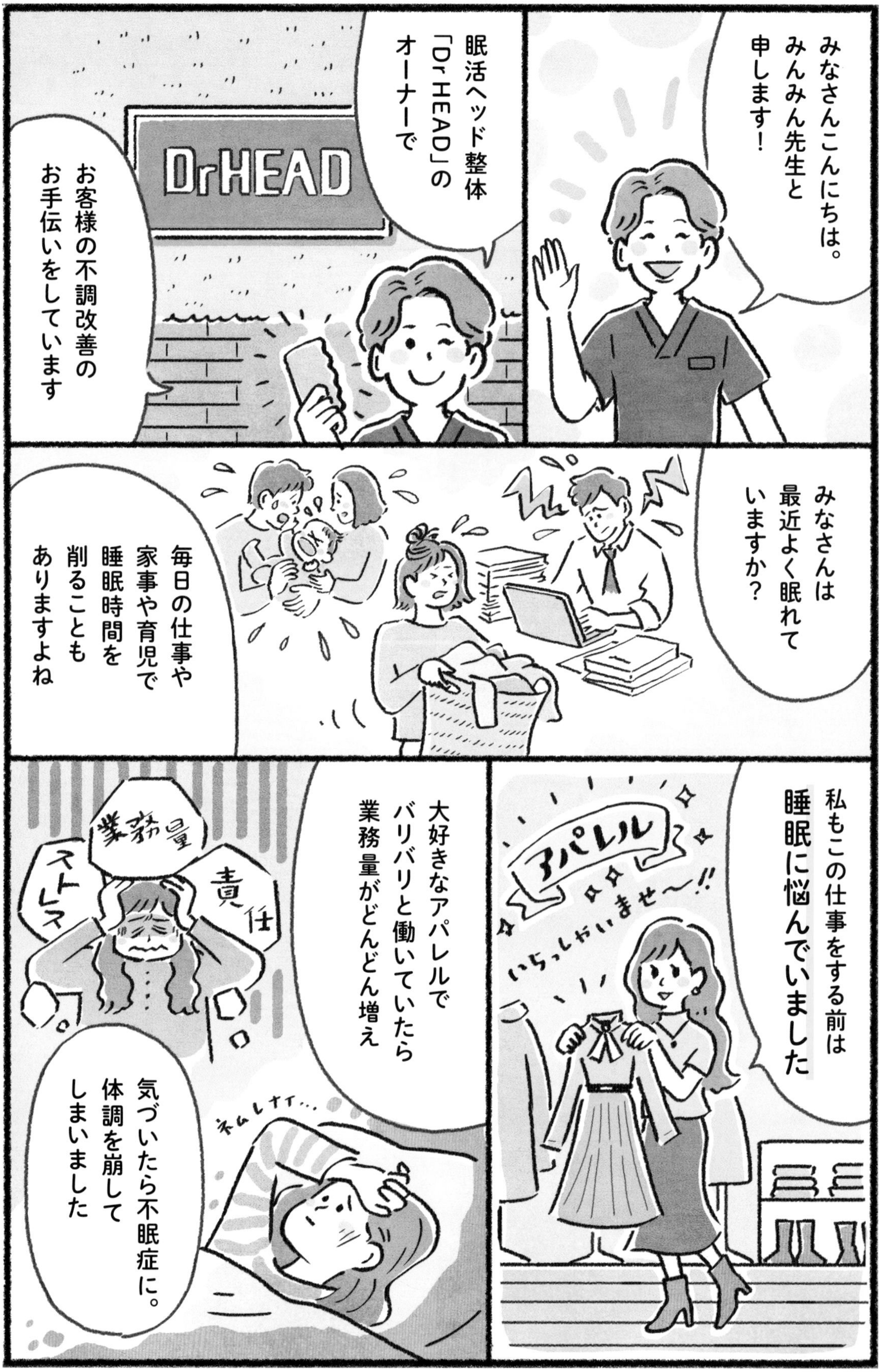
みなさんこんにちは。みんみん先生と申します！
眠活ヘッド整体「Dr HEAD」のオーナーで
DrHEAD
お客様の不調改善のお手伝いをしています
みなさんは最近よく眠れていますか？
毎日の仕事や家事や育児で睡眠時間を削ることもありますよね
私もこの仕事をする前は睡眠に悩んでいました
アパレル
いらっしゃいませ〜!!
大好きなアパレルでバリバリと働いていたら業務量がどんどん増え
業務量
ストレス
責任
ネムレナイ…
気づいたら不眠症に。体調を崩してしまいました

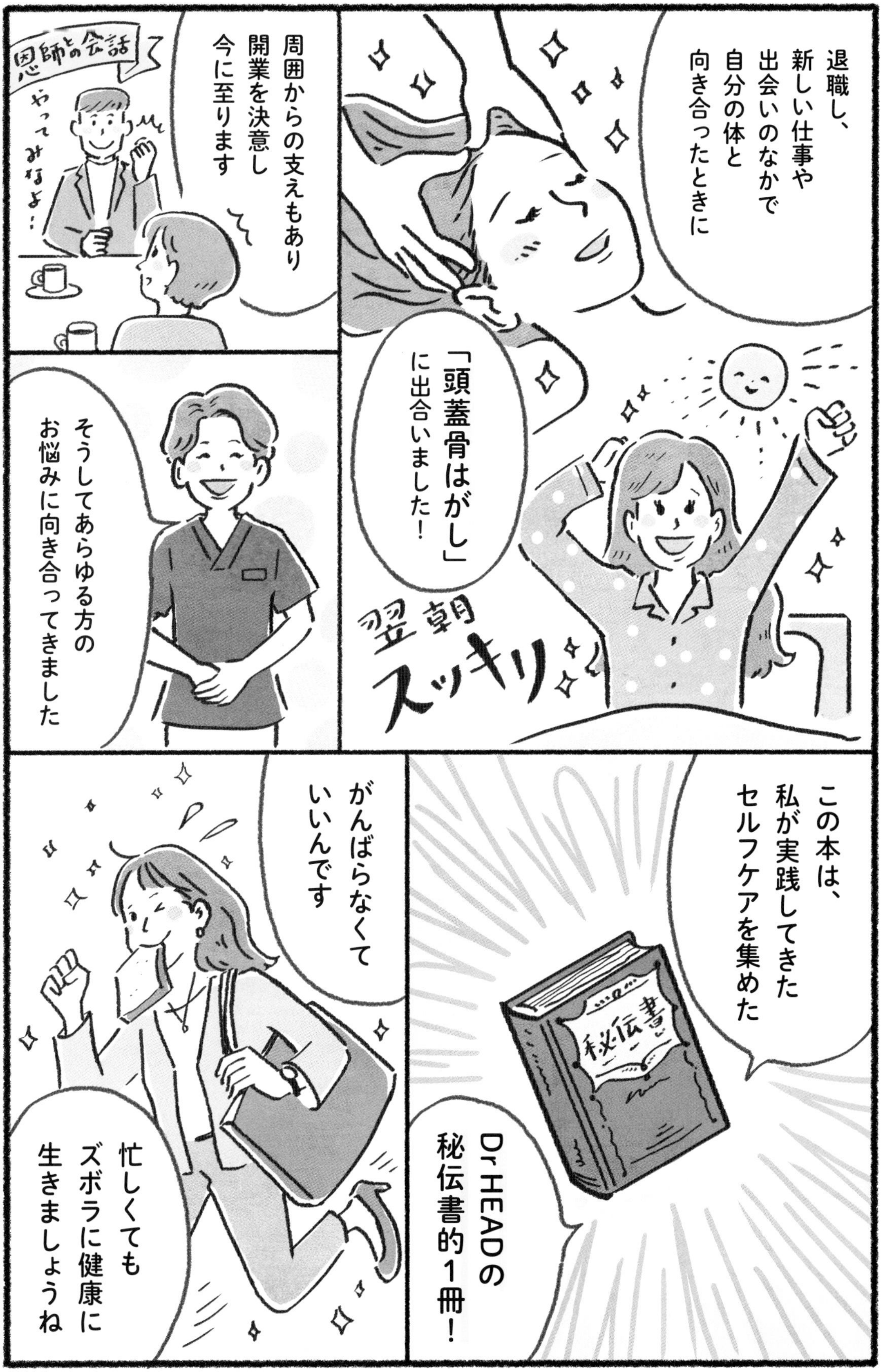
退職し、
新しい仕事や
出会いのなかで
自分の体と
向き合ったときに
「頭蓋骨はがし」
に出合いました！
翌朝
スッキリ
恩師との会話
やってみなよ!!
周囲からの支えもあり
開業を決意し
今に至ります
そうしてあらゆる方の
お悩みに向き合ってきました
この本は、
私が実践してきた
セルフケアを集めた
Dr HEADの
秘伝書的1冊！
秘伝書
がんばらなくて
いいんです
忙しくても
ズボラに健康に
生きましょうね

Contents

第1章 「頭蓋骨はがし」で、睡眠の質や不調がよくなる！ 7

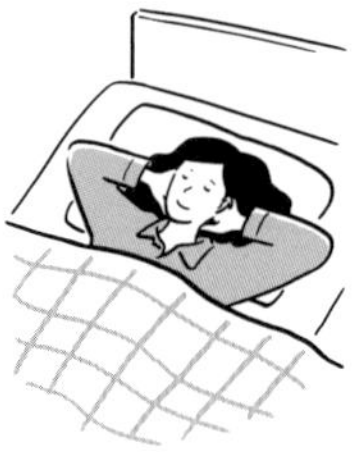
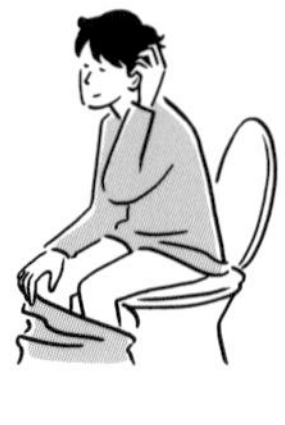
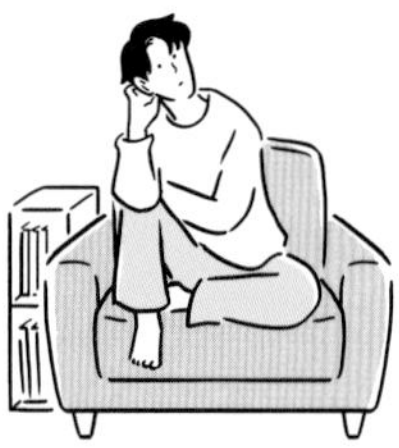

第2章

ながら「頭蓋骨はがし」で、頭から全身がほぐれる！

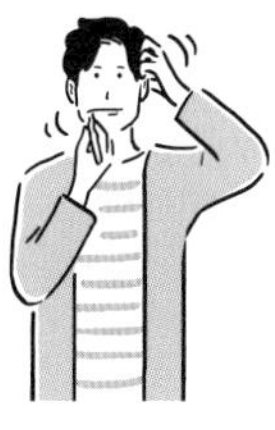

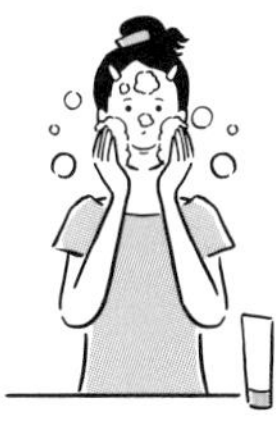

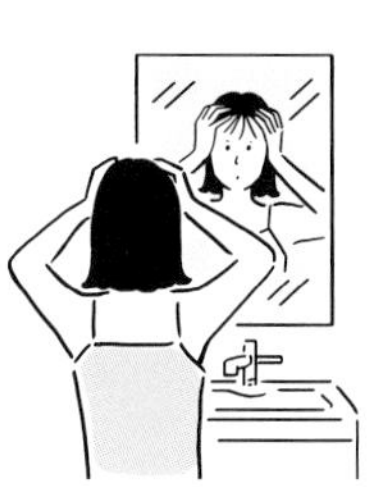

第3章

ながら「全身整体」で、気になる箇所をピンポイントにほぐす！

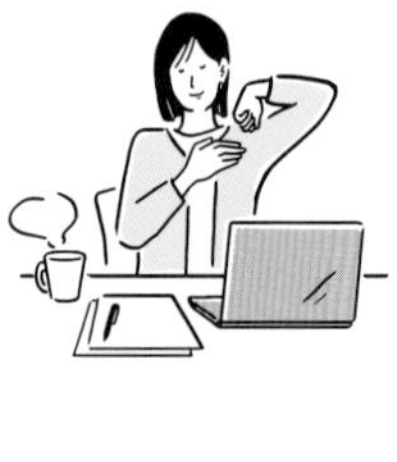

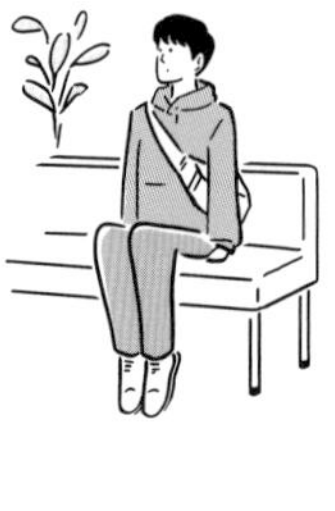

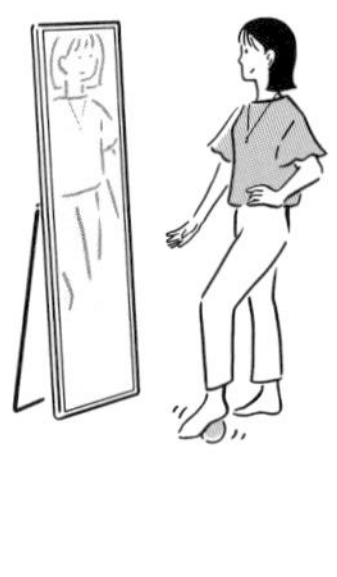

第1章

「頭蓋骨はがし」で、睡眠の質や不調がよくなる！

なぜ、頭蓋骨をはがすと睡眠の質や不調の改善に効果があるのでしょうか。

「頭蓋骨はがし」を行う前に知っておきたいそのメカニズムと、効果を実感されたお客様の声をご紹介していきます。

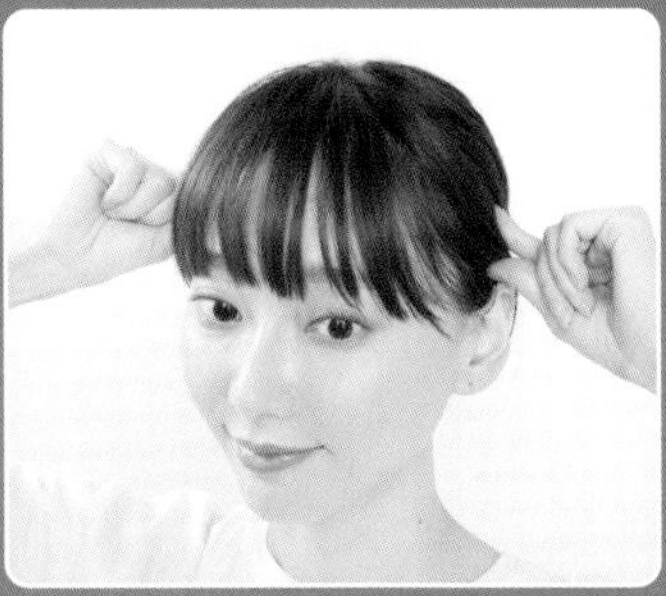

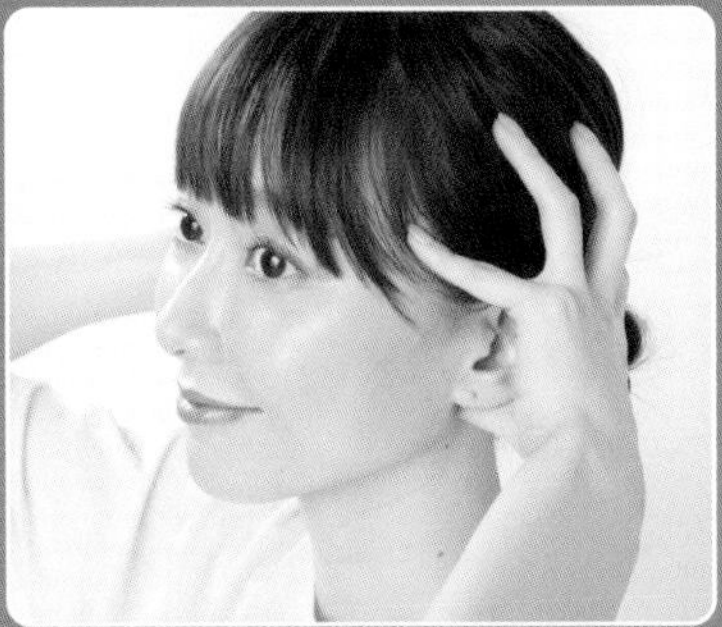

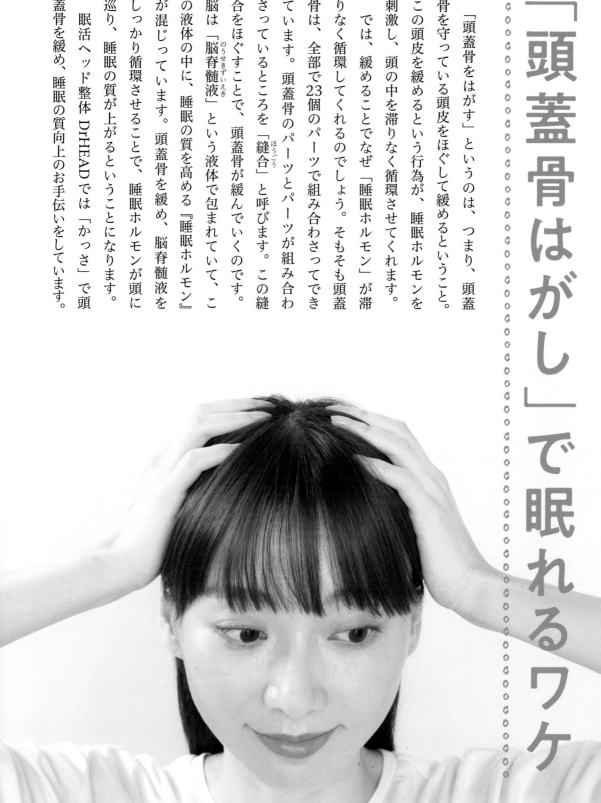

「頭蓋骨はがし」で眠れるワケ

「頭蓋骨をはがす」というのは、つまり、頭蓋骨を守っている頭皮をほぐして緩めるということ。この頭皮を緩めるという行為が、睡眠ホルモンを刺激し、頭の中を滞りなく循環させてくれます。

では、緩めることでなぜ「睡眠ホルモン」が滞りなく循環してくれるのでしょう。そもそも頭蓋骨は、全部で23個のパーツで組み合わさってできています。頭蓋骨のパーツとパーツが組み合わさっているところを「縫合《ほうごう》」と呼びます。この縫合をほぐすことで、頭蓋骨が緩んでいくのです。脳は「脳脊髄液《のうせきずいえき》」という液体で包まれていて、この液体の中に、睡眠の質を高める『睡眠ホルモン』が混じっています。頭蓋骨を緩め、脳脊髄液をしっかり循環させることで、睡眠ホルモンが頭に巡り、睡眠の質が上がるということになります。

眠活ヘッド整体 DrHEADでは「かっさ」で頭蓋骨を緩め、睡眠の質向上のお手伝いをしています。

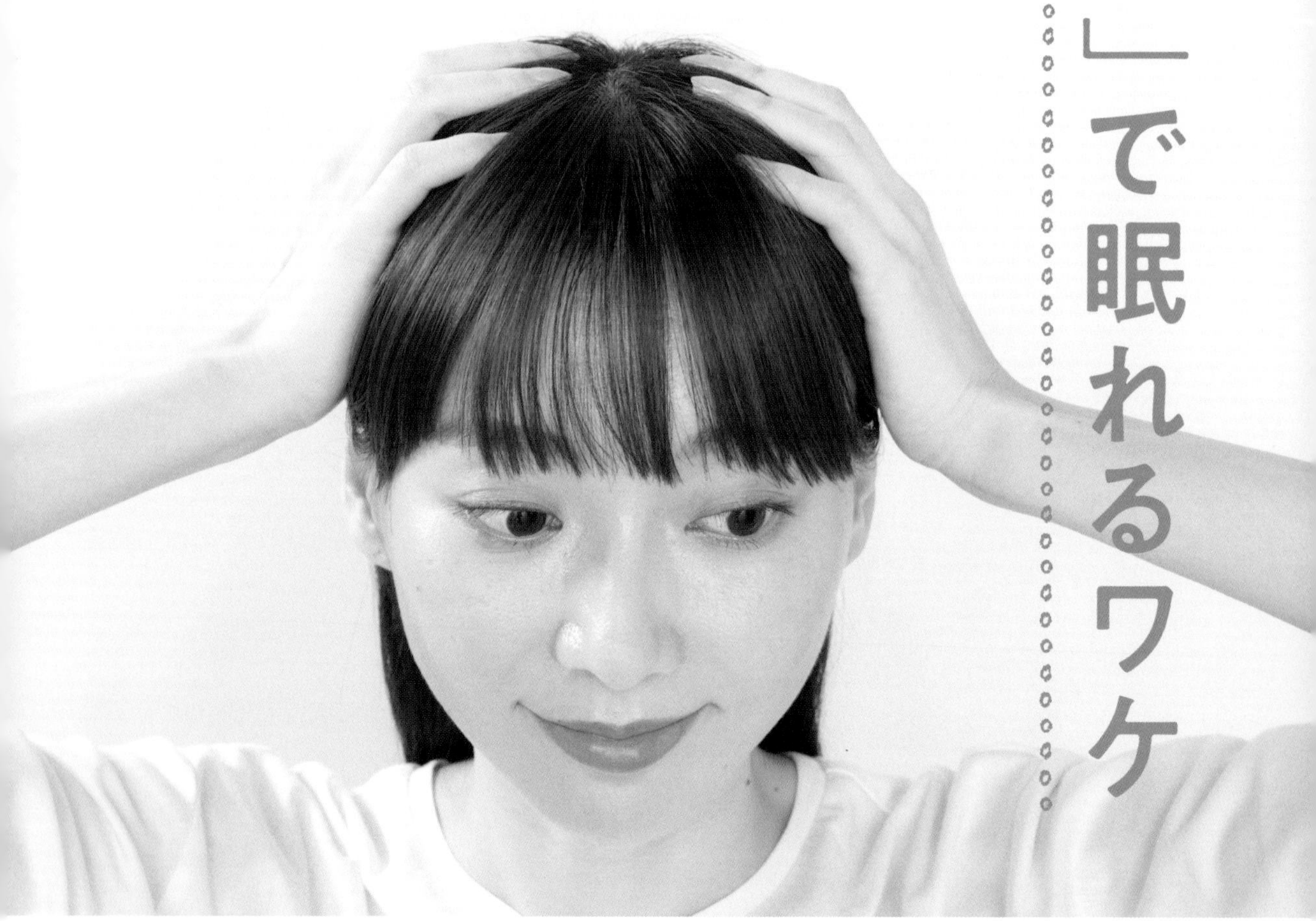

「脳脊髄液《のうせきずいえき》」があなたの眠りを変える!

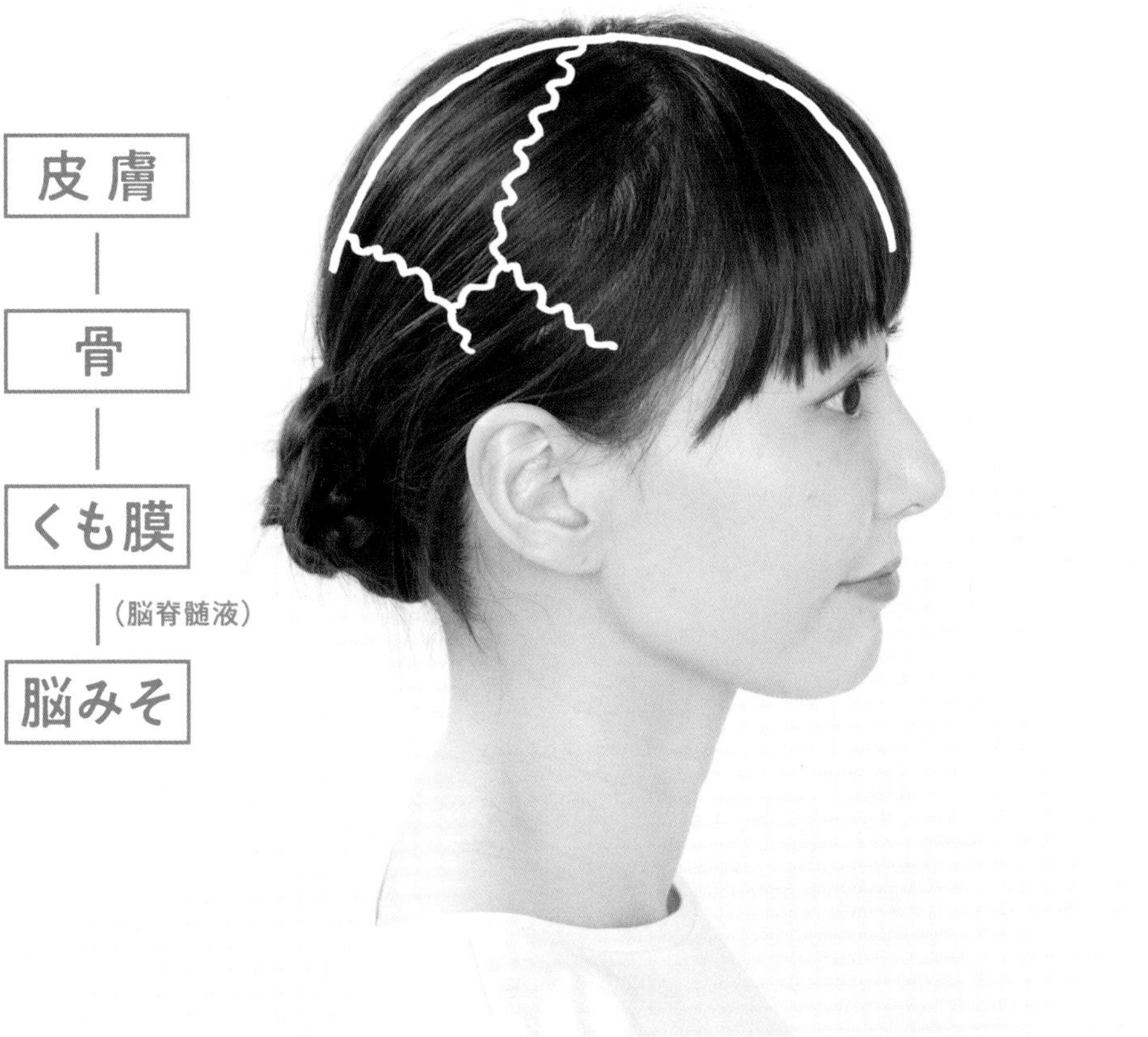

ぐっすり眠ったあとって、頭がスッキリしますよね。このぐっすり眠るために必要なのが、脳脊髄液の循環になります。睡眠中は脳脊髄液の流れる隙間が、覚醒時より60%以上も拡大するといわれています。これはつまり、リラックスしているときに、脳脊髄液の通り道が広がるという意味。この通り道を広げるための行為が、「頭蓋骨はがし」となるわけです。

また、脳脊髄液は、毒性のある排泄物を除去してくれるという研究結果が出ています。しっかり睡眠をとったあとにスッキリするのは、こうした脳脊髄液の働きによるものなのかもしれません。脳脊髄液の循環が滞ると、次のようなことが起こります。

あなたは大丈夫?

- □寝ても覚めても疲れが取れない
- □寝ているときに何度か目が覚める
- □なかなか寝つけない
- □朝スッキリ起きられない
- □トイレが近い

これに当てはまる人は、
ぜひ「頭蓋骨はがし」を取り入れてみてください。

「睡眠の確保が難しい世の中、ヘッドマッサージは注目の分野です」

臨床検査技師／日本睡眠学会認定睡眠医療認定技師
相楽 愛子

眠る直前までパソコンやスマホに触れて、昼間と同じくらい明るい場所で過ごす毎日。この便利な環境の中で、睡眠の質や量を確保するのはなかなか難しいですよね。寝るのが難しいけど明日のために眠らないといけない、そんな葛藤をくり返すうちに、眠れない日々が続き、やがて不眠の症状が現れます。

眠れない日々が続くと、集中力や記憶力が低下し、体や心に不調をきたしてしまいます。興奮状態（交感神経優位）が続けば続くほど、なかなかリラックス（副交感神経優位）することが難しくなってしまうのです。

そこで医学的にも注目されているのが、筋弛緩法やストレッチ、マッサージなんです。

これらはリラックス効果が得られやすく、ご自分でも取り入れてもらいやすい方法です。最近の医療の現場では、睡眠薬よりも認知行動療法が治療の第一選択となっており、筋弛緩法やストレッチ、マッサージは不眠の認知行動療法にも取り入れられることが多いです。特にヘッドマッサージは近年注目されている分野です。

ただし、過緊張が続くとなかなかすぐにリラックスすることは難しいので、みんみん先生たち専門家のスペシャルケアによって自律神経の調整を加速させつつ、この本に書かれている日々のケアで効果を持続するような方法を取り入れてみてはいかがでしょうか。

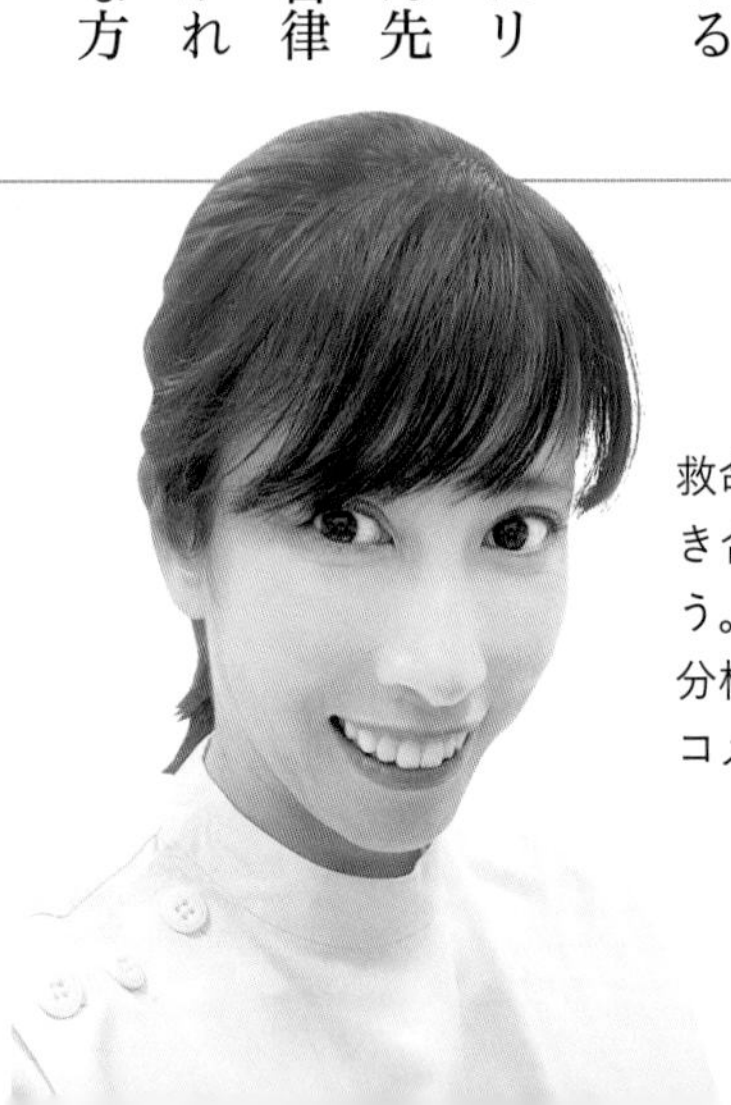

救命センターでの経験から、命の大切さと向き合い病気の予防について考え睡眠と出合う。臨床の他、睡眠の研究、生体信号解析・分析、医療講演、テレビ番組での脳波分析、コメンテーターなどマルチに活動。

「頭蓋骨はがし」推薦の声、続々

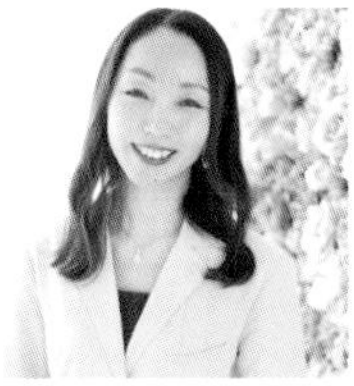

日本人はがんばりすぎている人が多く、不眠で悩んでいる方がたくさんいらっしゃいます。睡眠導入剤に頼るのではなく、セルフケアで自分の体をいたわり、自分の体をもっと大切に扱ってほしいと私も思います。みんみん先生の施術は丁寧で、親身になって話を聞いてくれて、いつも寄り添ってくれるのでおすすめです。

音琵麗菜 （YouTube「手のひらセラピスト 音琵麗菜チャンネル」） Instagram: @hitomi_saito.1209）

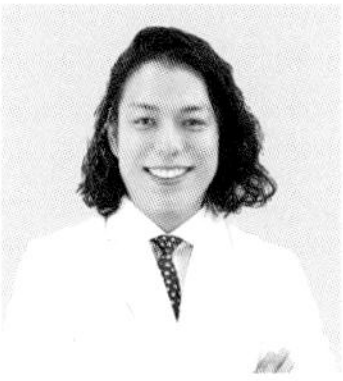

YouTubeチャンネル「美肌睡眠研究所 天パ先生おさむちゃん。」でコラボさせていただきました。みんみん先生の施術は、他のどの施術とも異なります。科学的根拠に基づいており、単に気持ち良いだけのマッサージではありません。自宅で睡眠の質を実際に高めるための手法が取り入れられている点に、私は深く感銘を受けました。

市川 修 （一般社団法人 日本美肌睡眠指導士協会 代表理事）

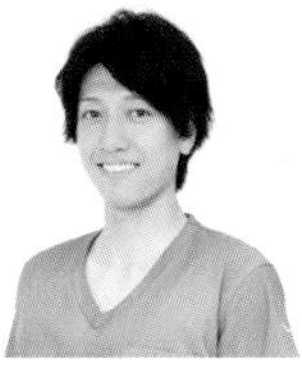

同じ睡眠時間でも疲れの取れ方が違うので、睡眠の質が上がったことを実感しています。施術後は首や肩のまわりが軽くなり、目の疲れもスッキリして、仕事の集中力もグッと上がります。睡眠に関する悩みがある方、首こり肩こりがつらい方、自律神経が乱れている方などは、みんみん先生のセルフケアをぜひ実践してみてください。

木下智博 （腰痛専門整体院智-TOMO- 院長、YouTube「ストレッチ整体師とも先生」）

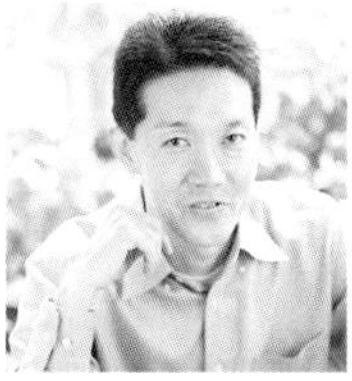

私は1日に3回マッサージを受けに行くこともあるマッサージオタクですが、先生の施術は頭から体が整ってくるのでおすすめです！ 顔の筋肉全体が緩み、受け続けていると顔のしわやたるみの予防になると思います。頭皮にあるたくさんのツボを細やかに刺激してくれるので、施術後は体全体が元気になっているのがわかりました。

宮本佳浩 （アート治療院 院長） Instagram: @yoshihiro_m1110

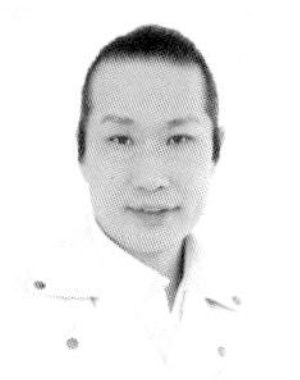

YouTubeチャンネル「美容鍼キング」のコラボ動画で何回か施術を受けさせていただきました。頭皮には経絡のツボがたくさんあり、全身を調整できる反射区もあります。頭皮刺激は自律神経も整うので、鍼灸師からみてもとても理にかなったセルフケアだと思います。「頭蓋骨はがし」をホームケアでも実践してもらえたらなと思います。

上田隆勇 （美容鍼灸・難病・不妊治療専門鍼灸院 ブレア銀座・元町 総院長）

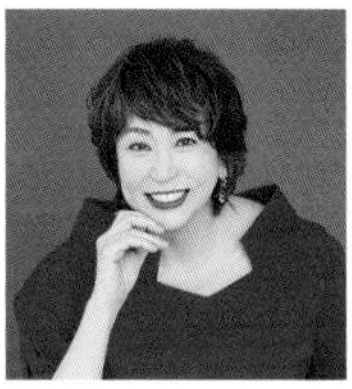

いつも明るくて元気で、なんでも相談に乗ってくれるみんみん先生。お会いするとき、先生は施術や睡眠の知識を、私は美肌やたるみの知識などを情報交換しています。睡眠導入剤に頼るのではなく、深い睡眠のためのセルフケアを教えてくれる、不眠で悩んでいる方の救世主。眠れない夜はみんみん先生の「頭蓋骨はがし」をおすすめします！

SHOKO （YouTube「SHOKO美チャンネル【40代50代の為の美容法】」）

あなたの頭は“こって”いる？

4つのセルフチェックで確かめてみよう！

**そもそもどういう状態が“こった”状態なのでしょうか。
ここでは、こった頭を見極めるためのセルフチェックのやり方を紹介します。
当てはまる人は頭がこった状態。本書を使って、頭皮をほぐしていきましょう。**

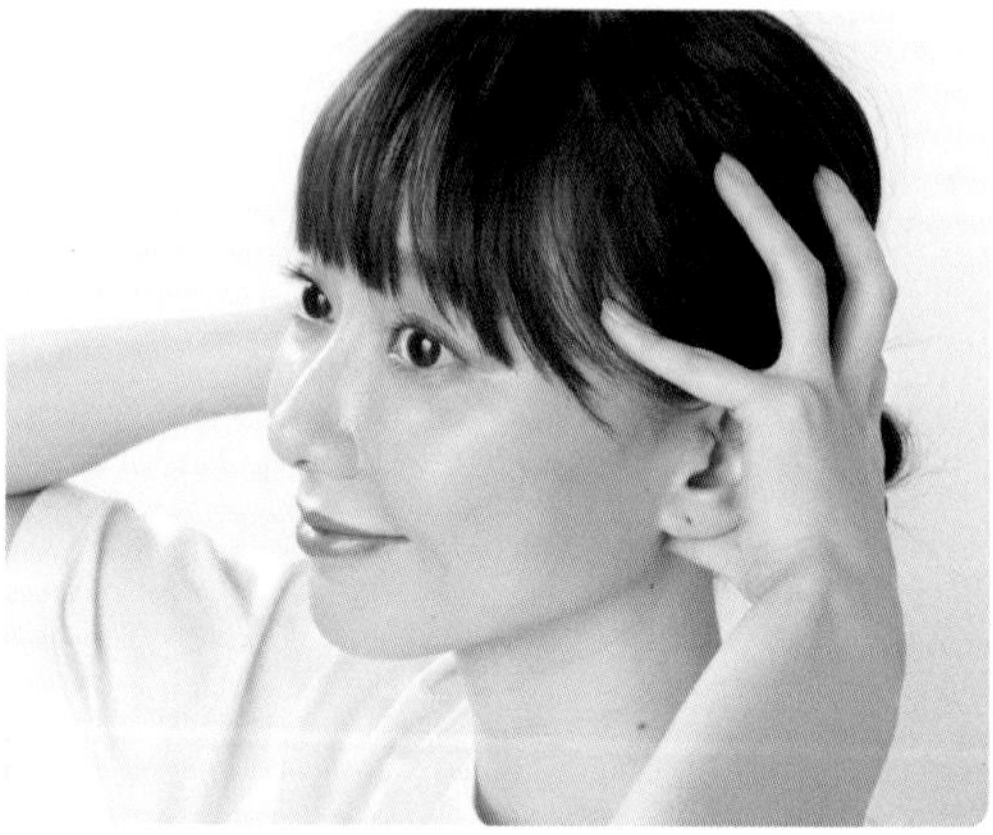

1 側頭筋を触ってみる

耳の上あたりを指先で押します。頭皮の理想の硬さは「おでこ」と同じくらい。むくんでいると、指が頭皮に沈んでいきます。

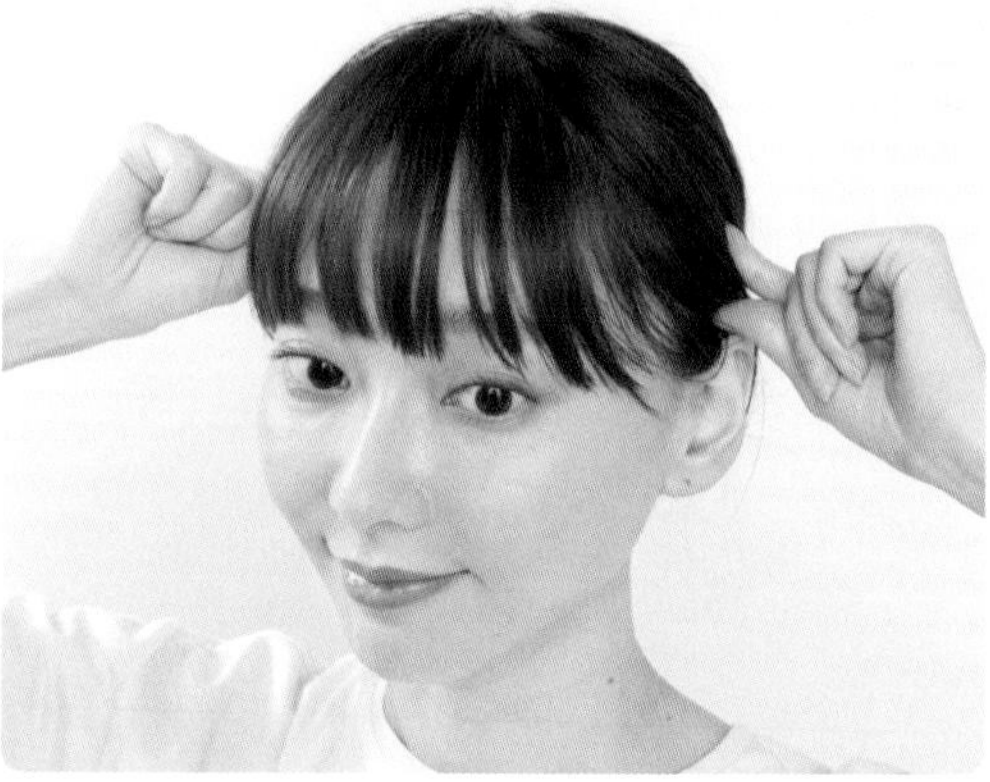

2 側頭筋をつまんでみる

頭皮がやわらかく、張った状態でなければ、つまむことができるでしょう。ぶよぶよとした感じがする場合、老廃物や水分がたまっている可能性があります。

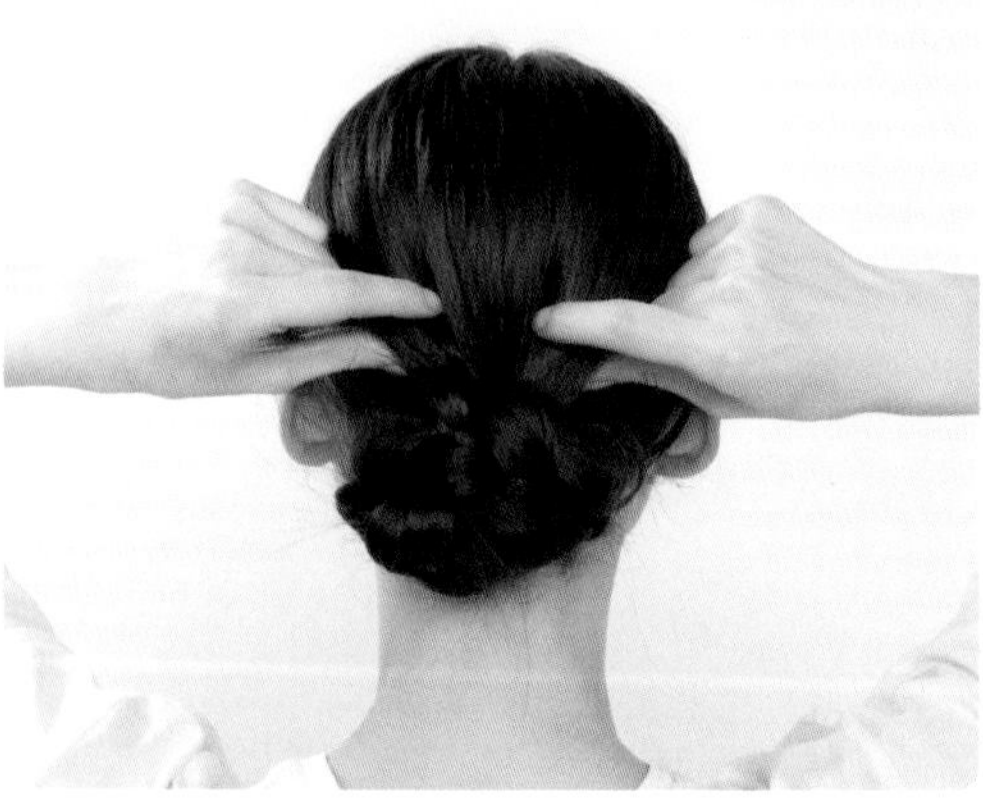

3 後頭筋をつまんでみる

2と同様に、張った状態でなければ、つまむことができます。特にここが張っている人は、首肩こりに悩んでいませんか。

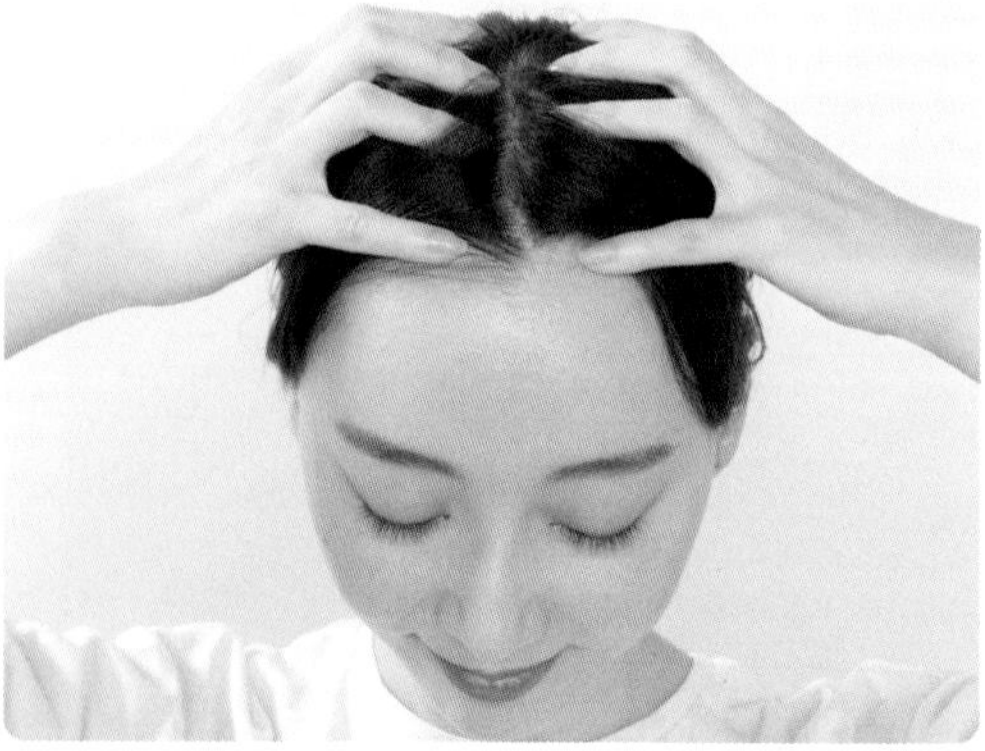

4 帽状腱膜の可動域をみる

頭がこっていると、頭皮が頭蓋骨に張り付いてしまっていることがあります。帽状腱膜を触ってみて、上下左右に動かせるかチェックしてみてください。

頭のこりは体のこりに繋がる

頭皮には、下図のように、「帽状腱膜」を中心に「前頭筋」、左右の「側頭筋」、「後頭筋」という筋肉がついています。帽状腱膜は、薄くて丈夫な腱膜で、前頭筋、側頭筋、後頭筋をつなぐ役割をしています。前頭筋は、額から前頭部にかけて覆っている筋肉。主に、眉やまぶたを動かす筋肉で、ここをほぐすことにより、イライラ、心配や悩みごと、ストレスなどの解消に効果があります。側頭筋は、頭の側面につく筋肉。物を食べるときに使う筋肉のひとつです。目のまわりの血流に影響する筋肉なので、ほぐすことにより、目がスッキリしたり、ぱっちり目になります。後頭筋は、頭の後ろを覆う筋肉。ここをほぐすことにより、首や肩こりに効果があります。

これらの筋肉は、顔を通じて全身に繋がっており、頭のこりをほぐすことで、体にも良い影響を及ぼします。

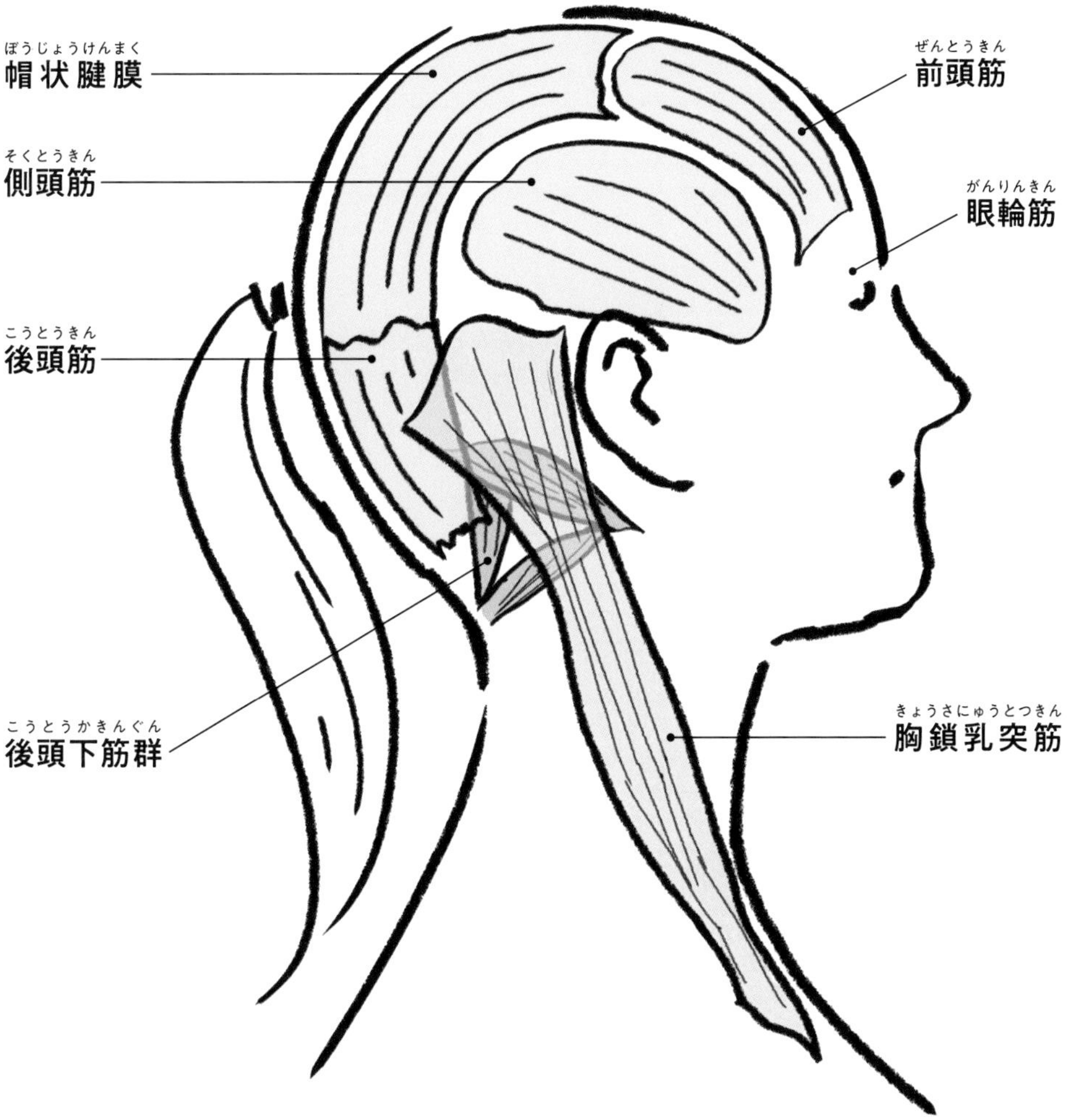

「頭蓋骨はがし」で喜びの声 ①

「睡眠導入剤なしで寝られるように！」

本多優也さん（25歳）

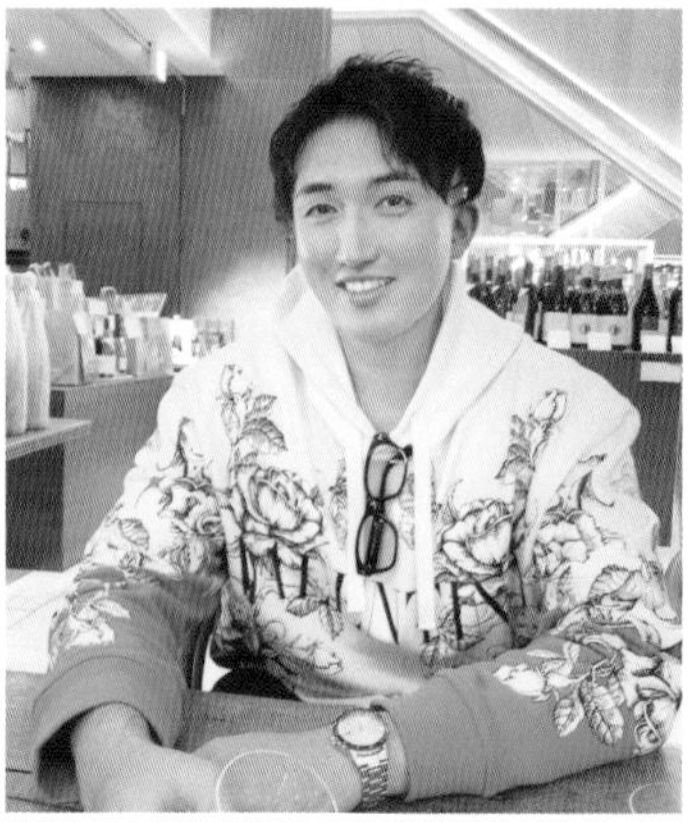

抱えている不調

不眠、首・肩こり

社会情勢の影響で仕事が長時間かつハードになり、不眠に。睡眠導入剤を使っても3～4時間ほどしか眠れていなかった。不眠症がたたり、高速道路で居眠り運転してしまい、会社側から車の使用を禁止させられてしまったことも。

先生からセルフケアの宿題をもらったので、初診帰りに「かっさ」を購入。お風呂場に髭剃りと歯ブラシとかっさを並べて、湯船につかりながらのセルフケアを行いました。始めて2～3ヶ月で、今までとは比べ物にならないくらい首がグニングニンと動くように。不眠症もかなり改善してきて、今では最低6～7時間は寝られるようになりました。

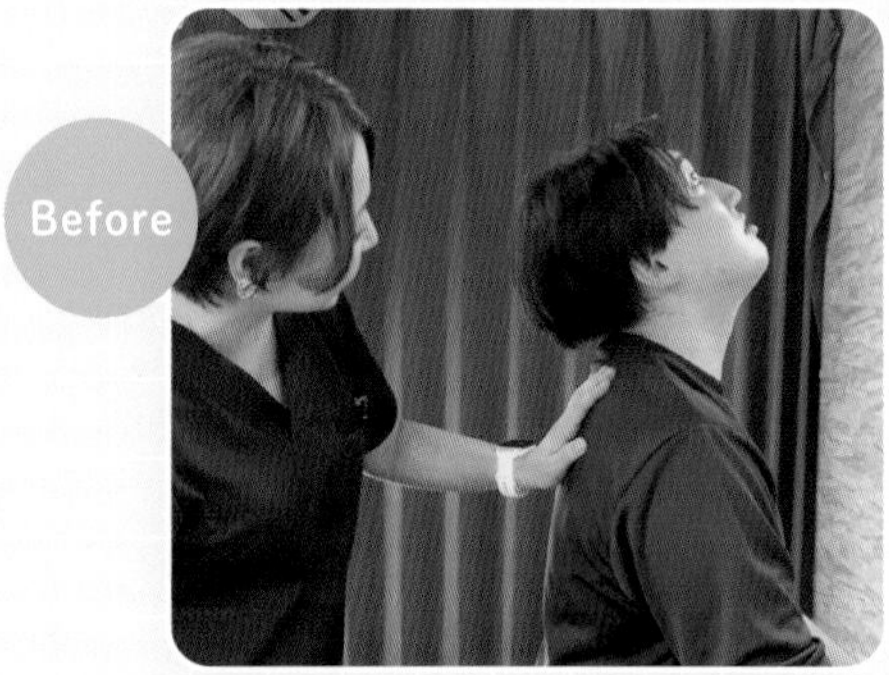
Before

»

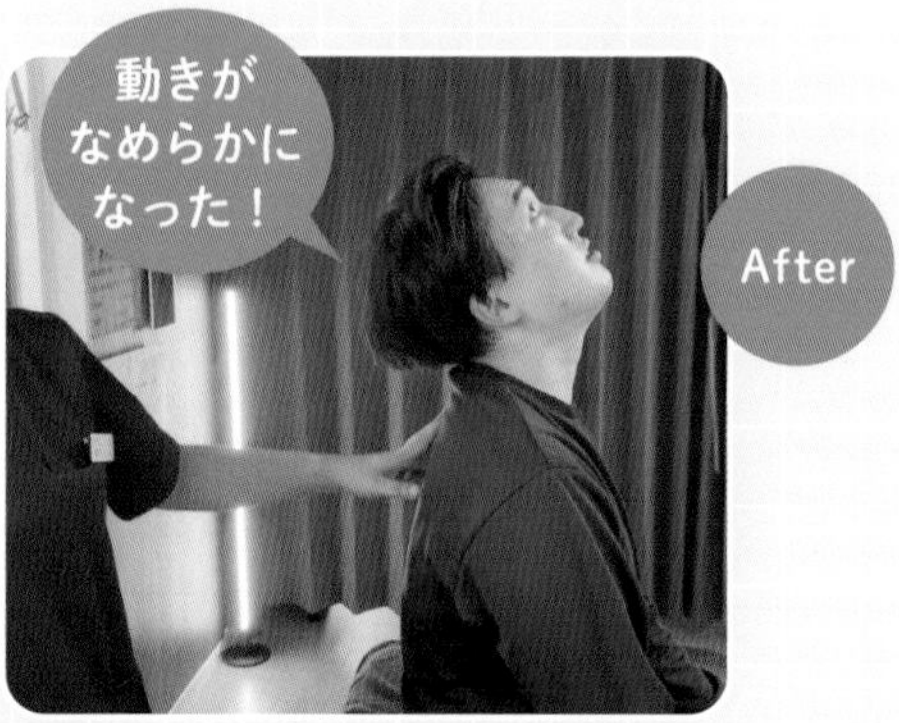
動きが
なめらかに
なった！
After

初診時は、みんみん先生にかなり驚かれるほど首肩まわりが硬かったという。月1回の施術を楽しみにしつつ、セルフケアが日常になっている。

「頭蓋骨はがし」で喜びの声②

「軽い肩も、心地よい睡眠も手に入りました！」

安田あゆみさん（36歳）

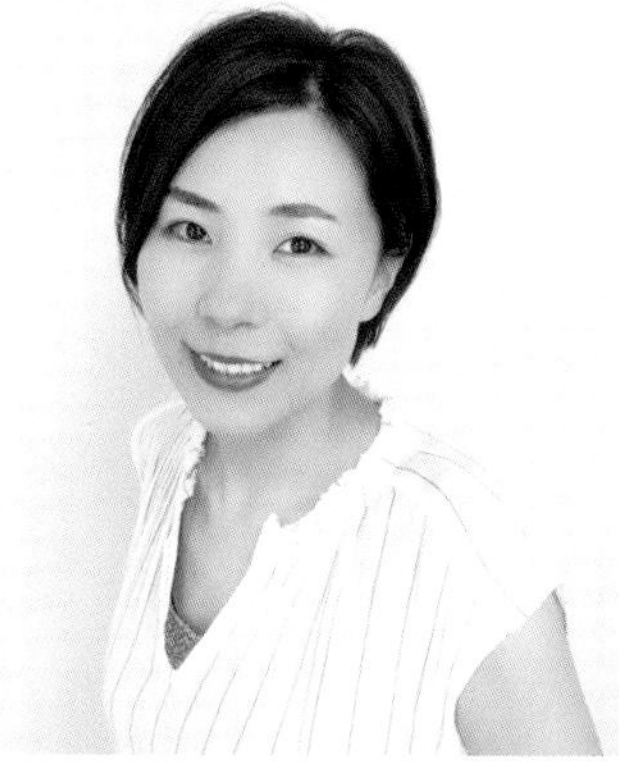

抱えている不調

慢性的な肩こり、首の痛み、腕の疲れ

子どもの頃から寝つきが悪く、時間をかけないと眠れなかった。夜型のため深夜や明け方に就寝することが多い。長時間PC作業をすることも多く、肩の張り、首の付け根の痛み、ひどいときは肩がつったり、腕に痛みが走ることも。

これまで「肩がこったらマッサージ店へ駆け込む」をくり返してきましたが、先生の根本的なアプローチのおかげで体質が変わってきました。頭皮、首まわりのこりを順にほぐしてもらい、体の奥のこりがほぐれたんだと思います。ずっとあった違和感や痛みがスッと消え、肩まわりが気持ち悪くて寝られないことも減り、寝つきがよくなりました。

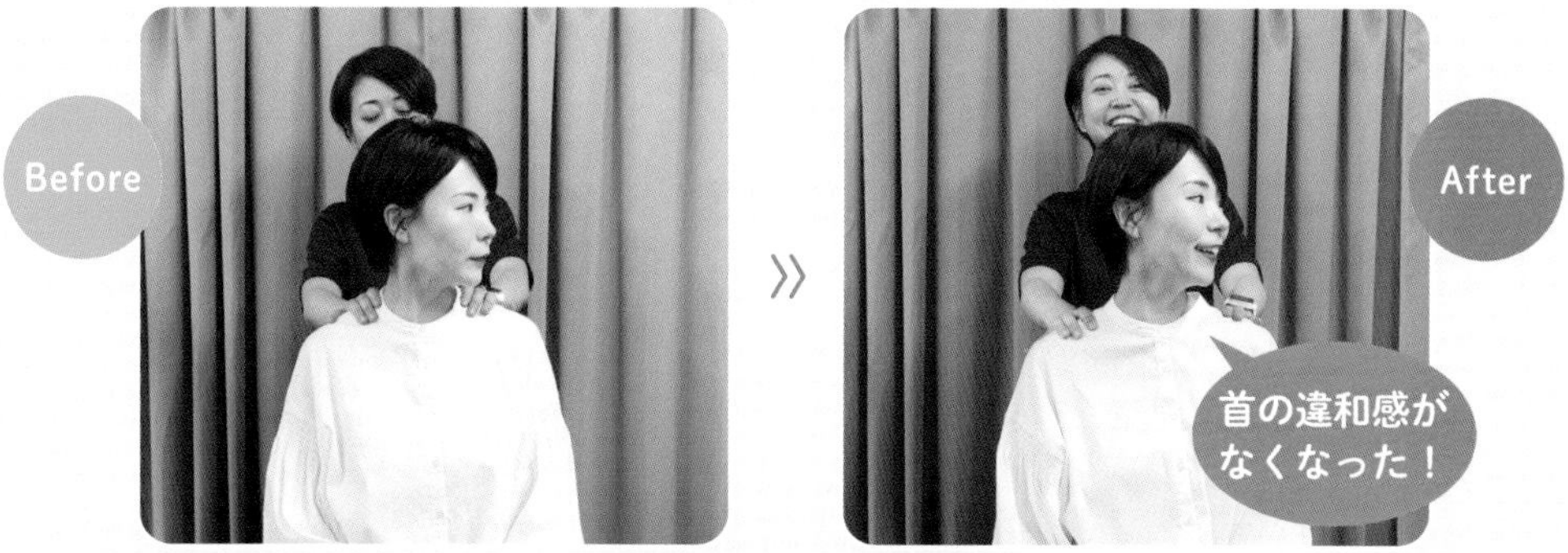
Before
After
首の違和感がなくなった！

肩こりが当たり前になっていて、「健康な状態」を知らずに生きてきたというあゆみさん。施術と、簡単にできるセルフケアのおかげで改善された。

「頭蓋骨はがし」で喜びの声 ③

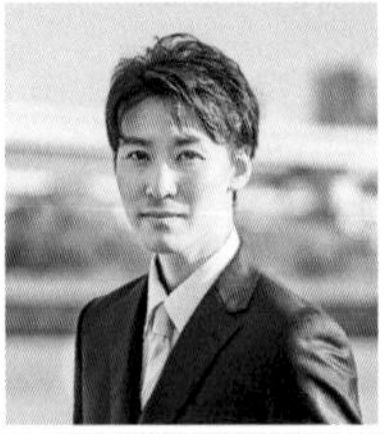

「長年の眼精疲労やだるさがスコーンとなくなった！」

服部無双さん（32歳）

抱えている不調

眼精疲労、首肩の痛み、
頭が重い、けだるさ

目の疲れやけだるさが取れず、いろいろな整体や整骨院にも通っていたが、なかなか深く眠れない毎日が続いた。みんみん先生のYouTubeを見て受診。DrHEAD歴1年。

こんなに楽に生活ができるのかと驚きました。睡眠時の呼吸がしやすくなり、「深く眠れているなぁ」と実感できるのがうれしかったです。月1回の受診と並行して、毎日セルフケアを行っています。仕事柄パソコン作業が多く、人一倍疲れやすい体だと自覚しているのですが、「頭蓋骨はがし」と出合えてとても快適な毎日を過ごしています。

「頭蓋骨はがし」で喜びの声 ④

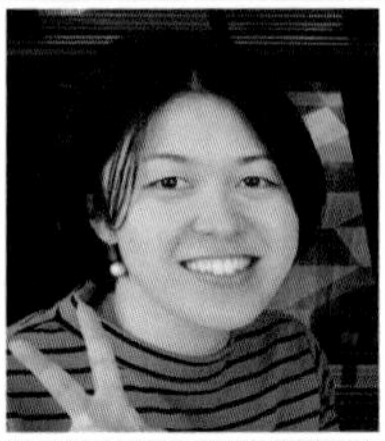

「セルフケアの大切さを知りました」

あずさん（36歳）

抱えている不調

肩・首のこり

肩こりは学生の頃から20年近い付き合い。また、子どもの頃から二度寝が苦手で、無理に寝ると目がさえてしまい、2〜3時間は寝つけなくなることも。眠るのがつらい日々が続き、長年の友人であるみんみん先生のもとへ訪問。

はじめは頭をかっさで撫でられるだけでも耐えられず、痛みで涙腺崩壊していました。施術を受けるうちに、自分のこりの状態や、老廃物がたまっている状態が少しずつ自覚できるようになり、痛みもやわらぎました。セルフケアの方法も教えてもらえるので、お店のケアだけでなくセルフケアがどれだけ大切なのかを知ることができました。

「頭蓋骨はがし」にあると便利な道具

本書のヘッドマッサージは、いつでもどこでも行っていただけるようにしているので、特別な道具はいりません。新たに購入いただく必要はありませんが、下記のような道具があると、マッサージがしやすくなったり、香りで気分があがったり、肌のすべりがよくなったりするので、プラスαとして取り入れてみるのがおすすめです。みんみん先生が普段から使用しているものをご紹介します。

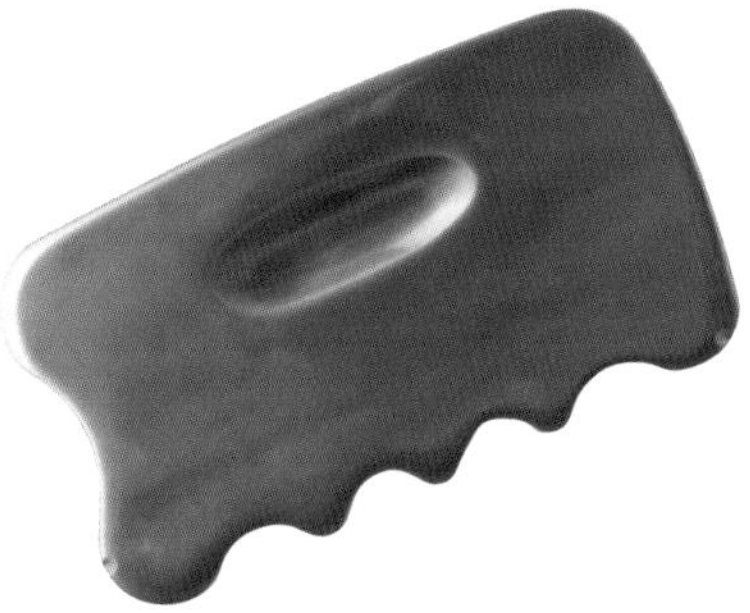

かっさ

DrHEADの施術でも使われる「かっさ」。お店では短時間の施術で効果を引き出すために使用していますが、ごしごしと力任せに使うのは危険です。手でもかっさでも、心地よいと思う力加減で無理をせずに使いましょう。

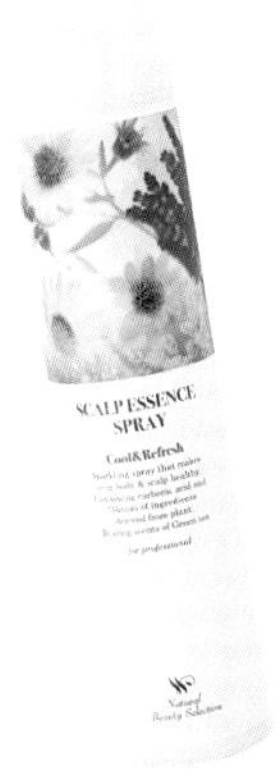

頭皮用美容液

炭酸の泡がパチパチと心地よい頭皮用美容液。DrHEADでは頭の施術に入る前に使用されています。頭皮の血行が促進され、マッサージの効果を高めてくれます。いい香りに包まれることでリラックス効果も。

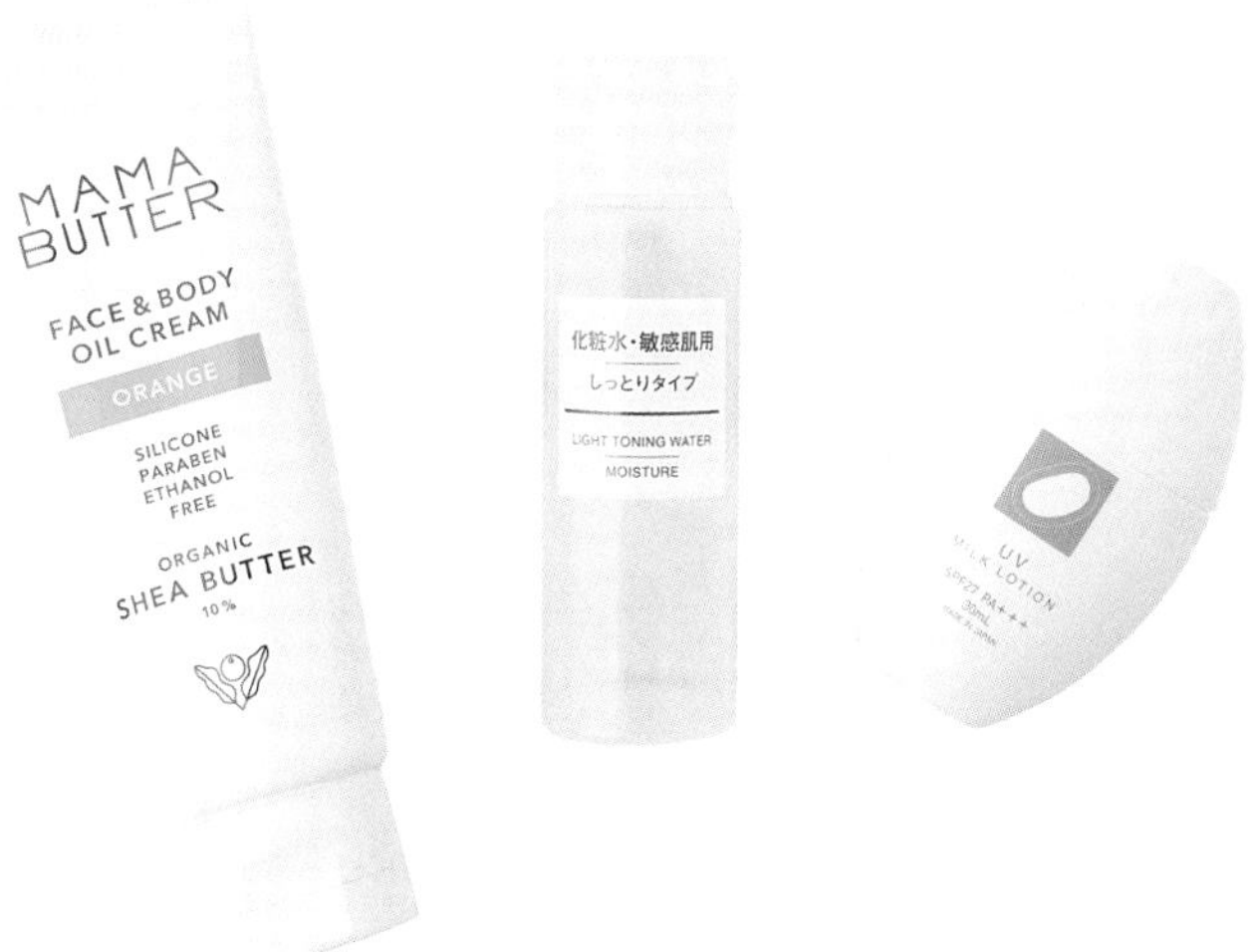

ハンドクリームや化粧水

マッサージに特別なクリームを用意しなくても、普段から使用しているハンドクリームや化粧水などで代用できます。スキンケアの際に手に残った化粧水は、そのまま頭や首などになじませて、ついでにマッサージを始めてしまいましょう。

本書の使い方

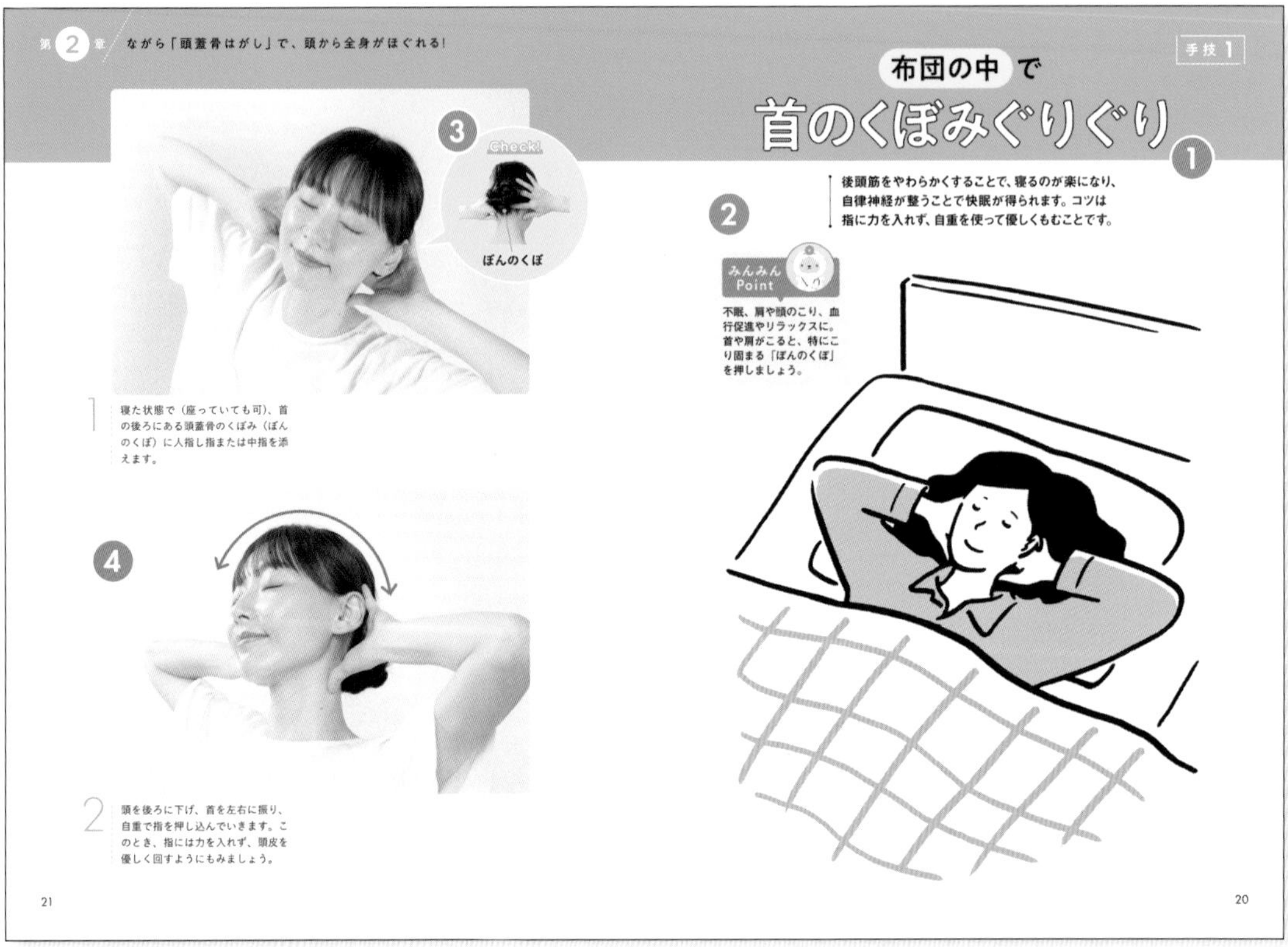

手技 1

布団の中で

首のくぼみぐりぐり ①

② 後頭筋をやわらかくすることで、寝るのが楽になり、自律神経が整うことで快眠が得られます。コツは指に力を入れず、自重を使って優しくもむことです。

みんみんPoint
不眠、肩や頭のこり、血行促進やリラックスに。首や肩がこると、特にこり固まる「ぼんのくぼ」を押しましょう。

20

第2章　ながら「頭蓋骨はがし」で、頭から全身がほぐれる!

③ Check!
ぼんのくぼ

1　寝た状態で（座っていても可）、首の後ろにある頭蓋骨のくぼみ（ぼんのくぼ）に人指し指または中指を添えます。

④

2　頭を後ろに下げ、首を左右に振り、自重で指を押し込んでいきます。このとき、指には力を入れず、頭皮を優しく回すようにもみましょう。

21

❶ 日常シーンと手技の名前

「布団の中で」「トイレのとき」など、具体的に日常のどのタイミングで行えばよいかのヒントと、手技（ヘッドマッサージのわざ）の名前が書いてあります。

❷ みんみんPoint

手技の効果についてや、知っておきたいコツなどはここに書かれています。みんみん先生がOL時代に手技を実践していたときの体験談なども。

❸ Check!

手技を行うときに併せて押しておきたいツボとその効果、知っておきたい筋肉の名称などが書かれています。一緒に行えば効果アップ間違いなし。

❹ 手技の解説写真

頭のどこを触ればよいのかなど、この解説の写真を参考に行ってみてください。手技の回数や時間は定めていません。ご自身が行える範囲で調整してください。

第2章

ながら「頭蓋骨はがし」で、頭から全身がほぐれる！

朝起きてから、身支度をして、
会社に行って、帰ってきて寝るまで、
1日の中でがんばらずに健康になる方法がたくさんあります。
シーンごとに行いたい
「頭蓋骨はがし」の方法をご紹介していきます。

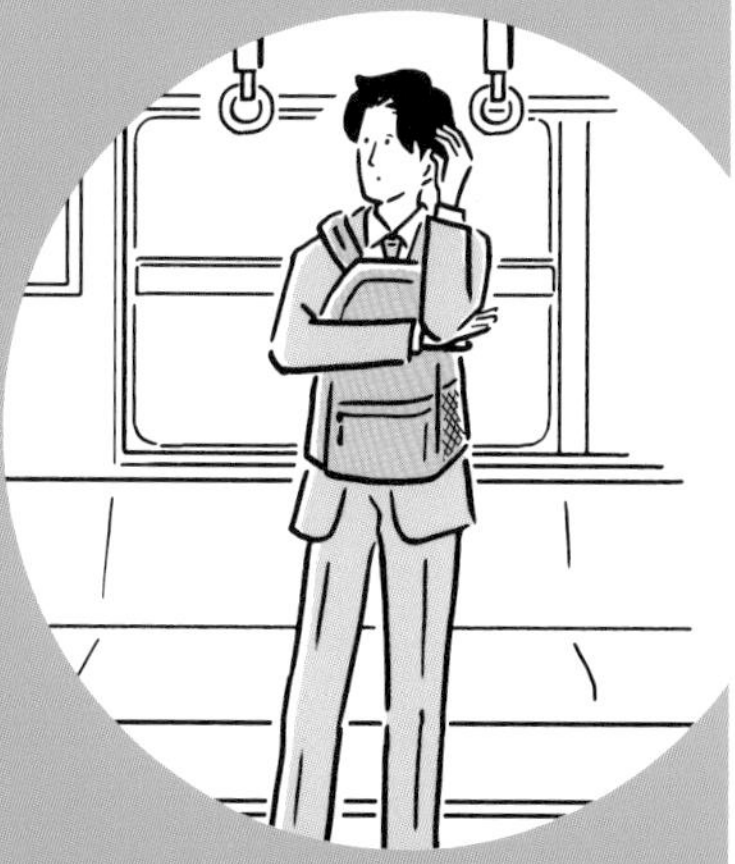

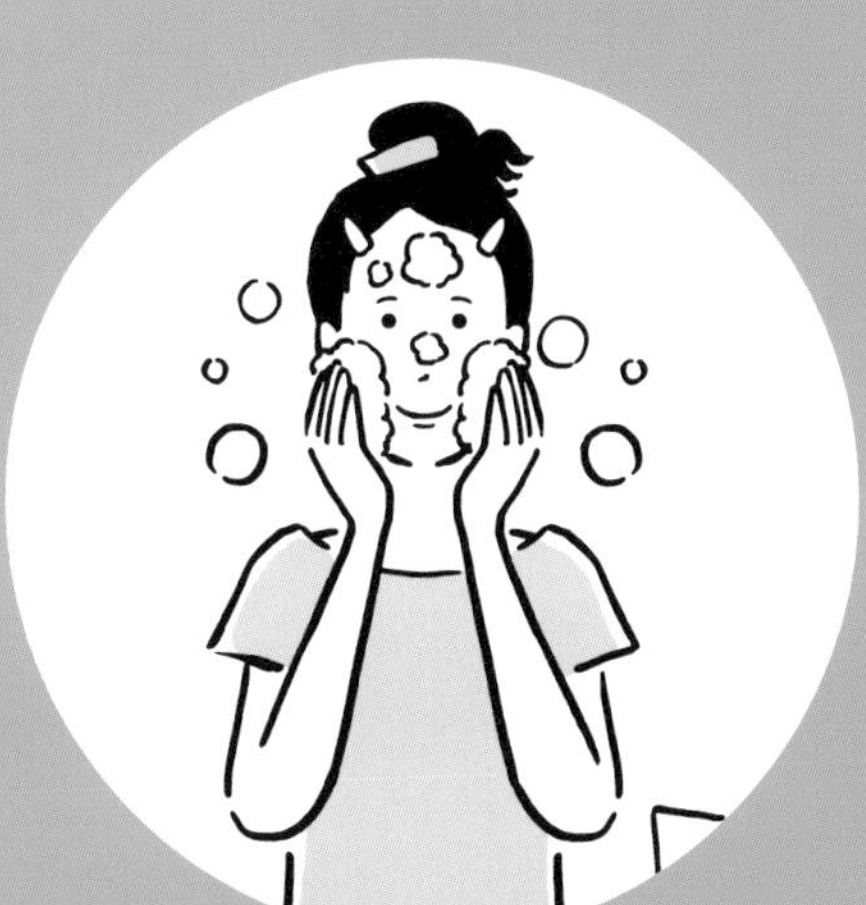

布団の中で
首のくぼみぐりぐり

後頭筋をやわらかくすることで、寝るのが楽になり、自律神経が整うことで快眠が得られます。コツは指に力を入れず、自重を使って優しくもむことです。

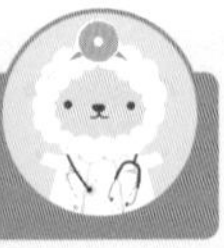

みんみん Point

不眠、肩や頭のこり、血行促進やリラックスに。首や肩がこると、特にこり固まる「ぼんのくぼ」を押しましょう。

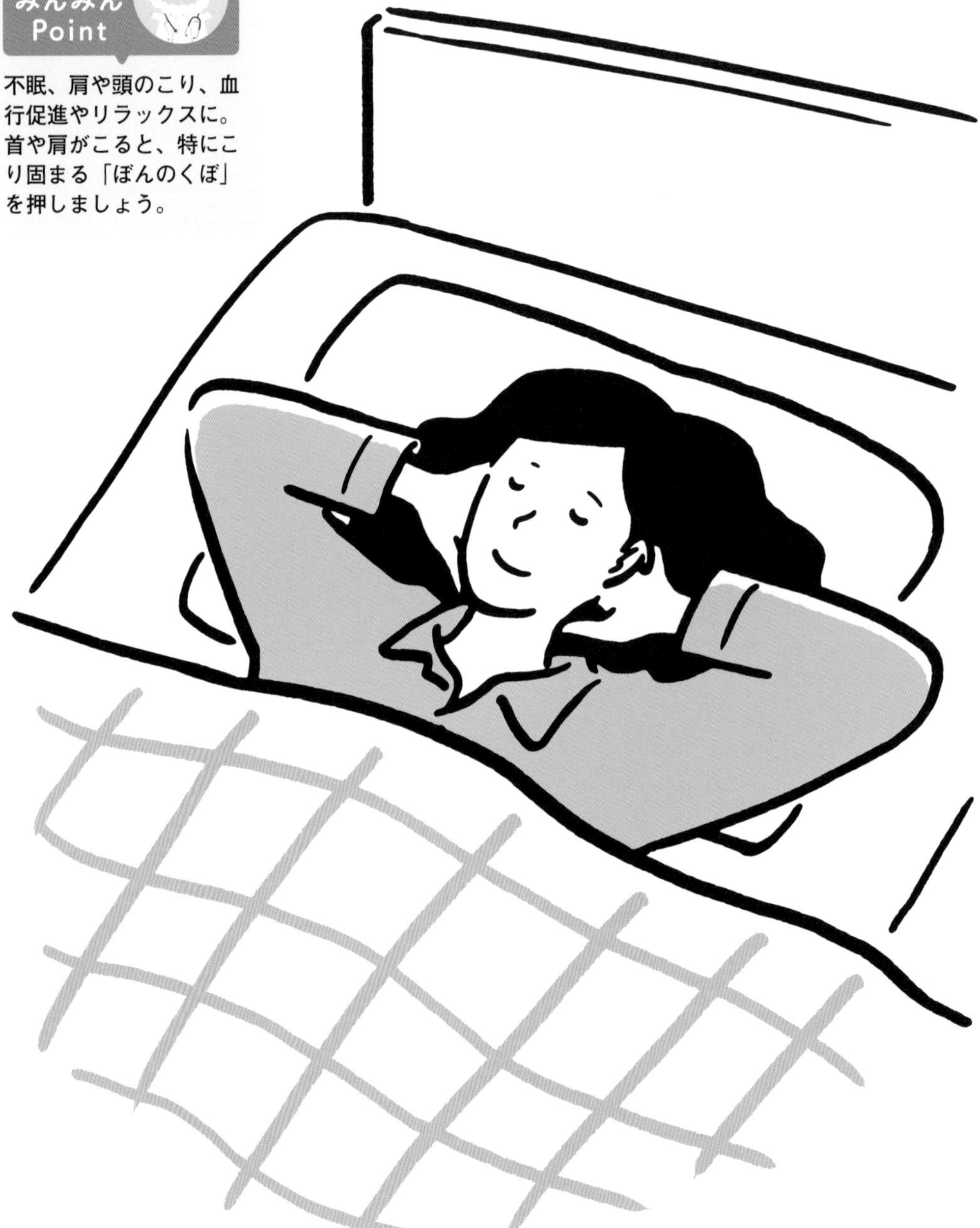

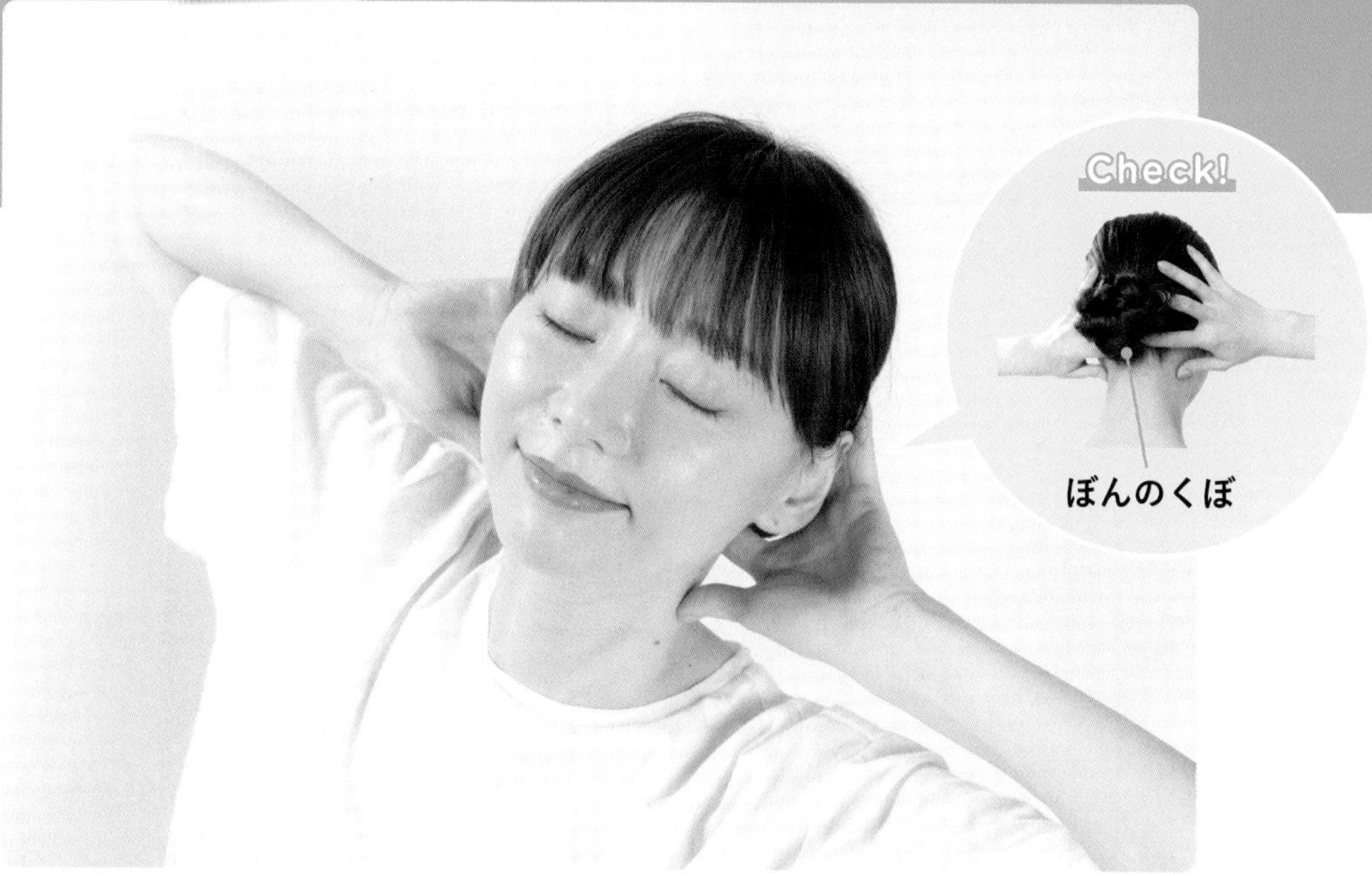

1 寝た状態で（座っていても可）、首の後ろにある頭蓋骨のくぼみ（ぼんのくぼ）に人指し指または中指を添えます。

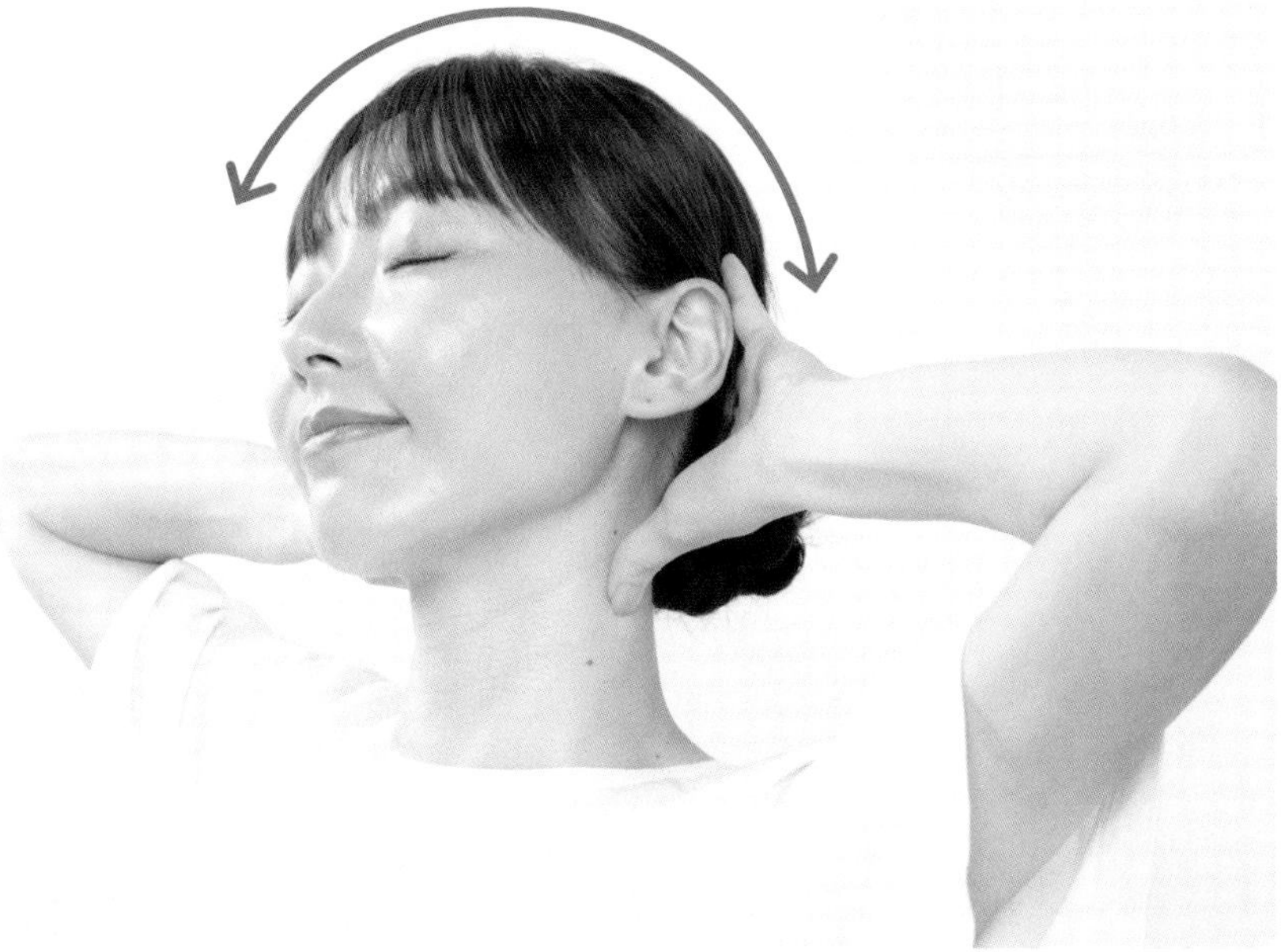

2 頭を後ろに下げ、首を左右に振り、自重で指を押し込んでいきます。このとき、指には力を入れず、頭皮を優しく回すようにもみましょう。

手技 2

トイレのとき

耳上ほぐほぐ

ポイントは猫の手。
指の腹を使うよりも
第一関節を使ってぐーっと
押し込みます。壁や台に寄りかかって
自重で行っていきます。

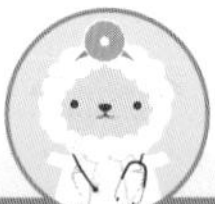

みんみんPoint

OL時代、トイレに行ってはよくこのマッサージをしていました。トイレを待っている人もいるので、時間を決めて行いましょう。

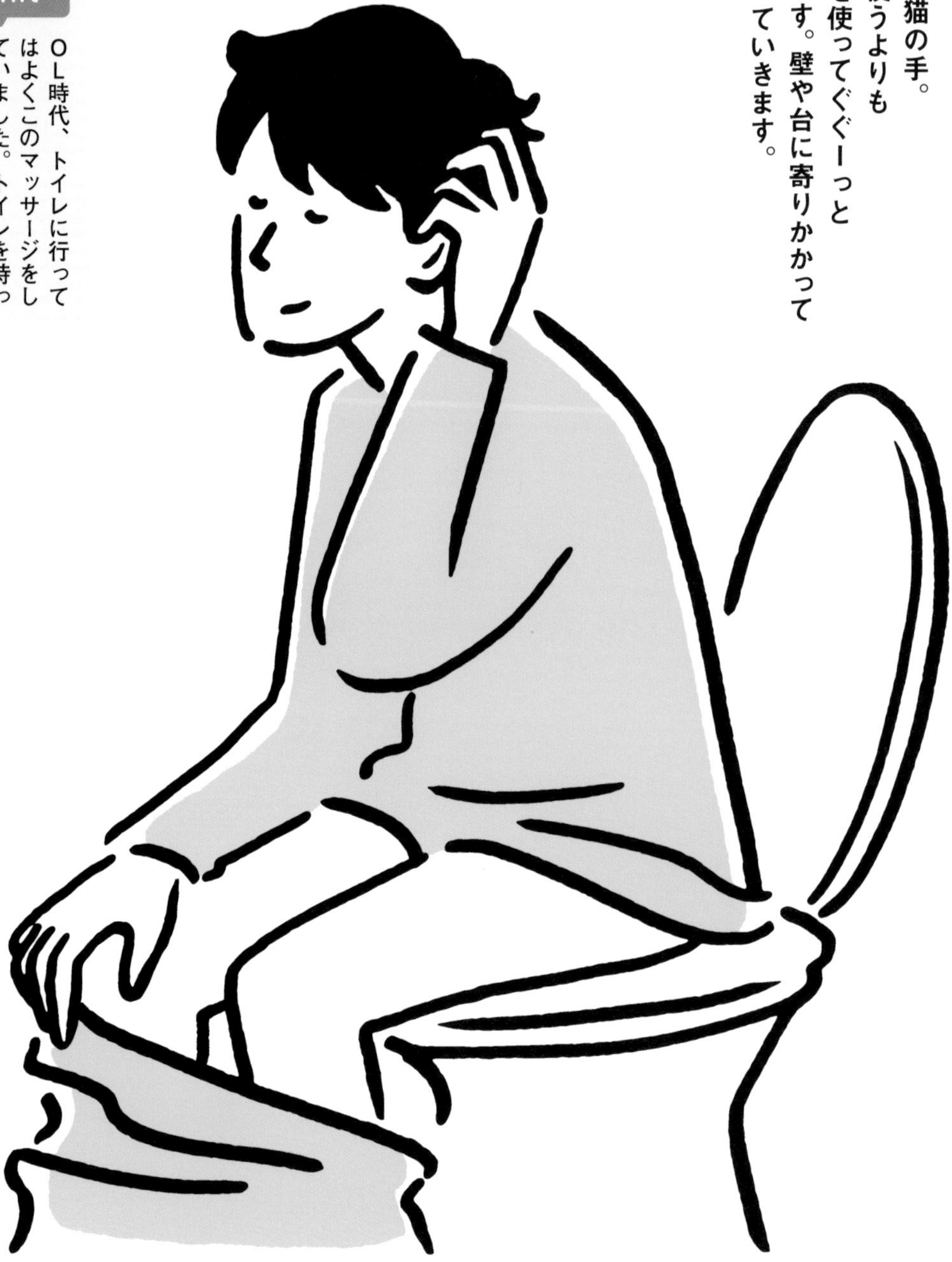

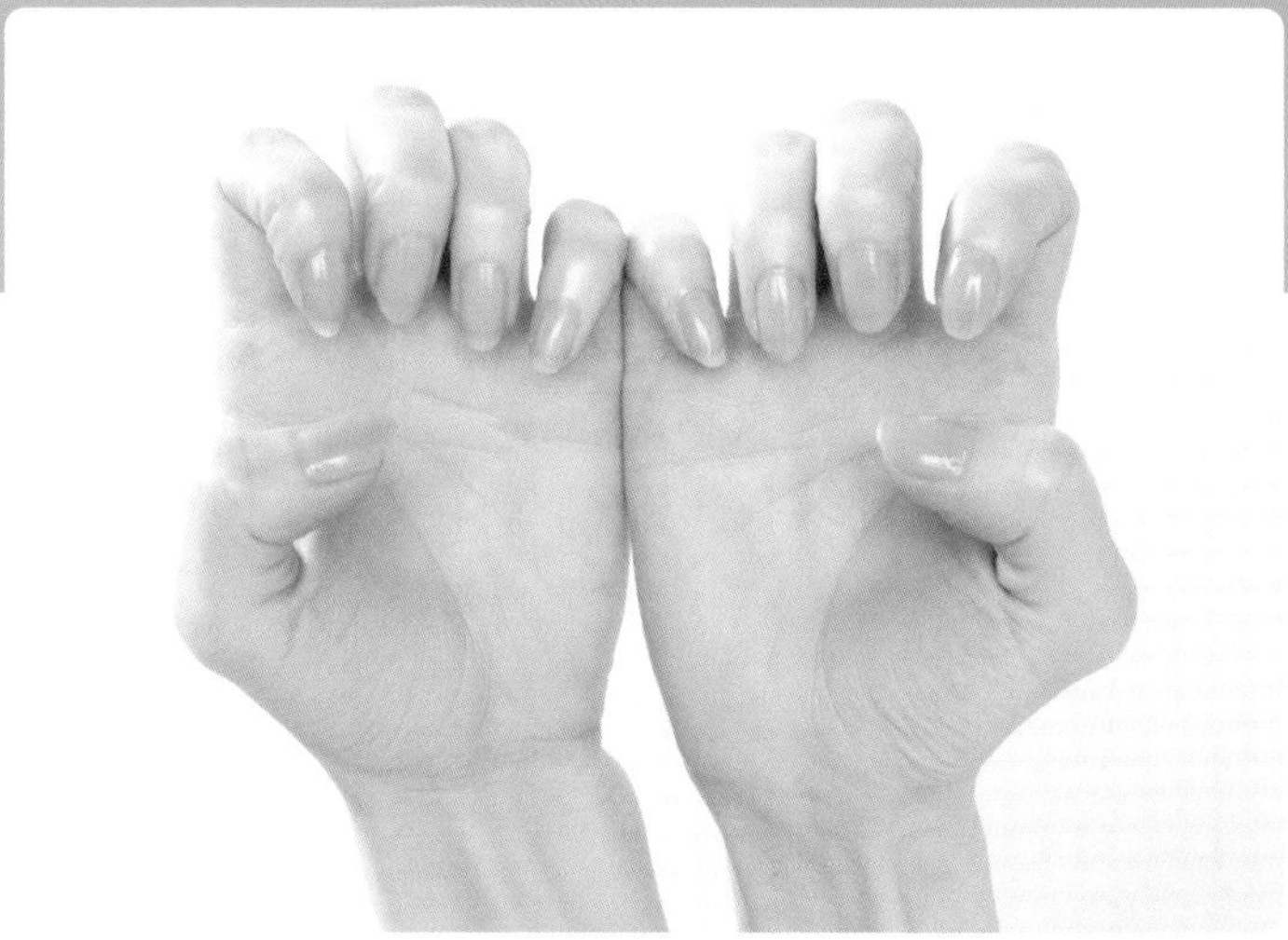

1

写真のような手の形（猫の手）にして、第一関節の面を利用します。

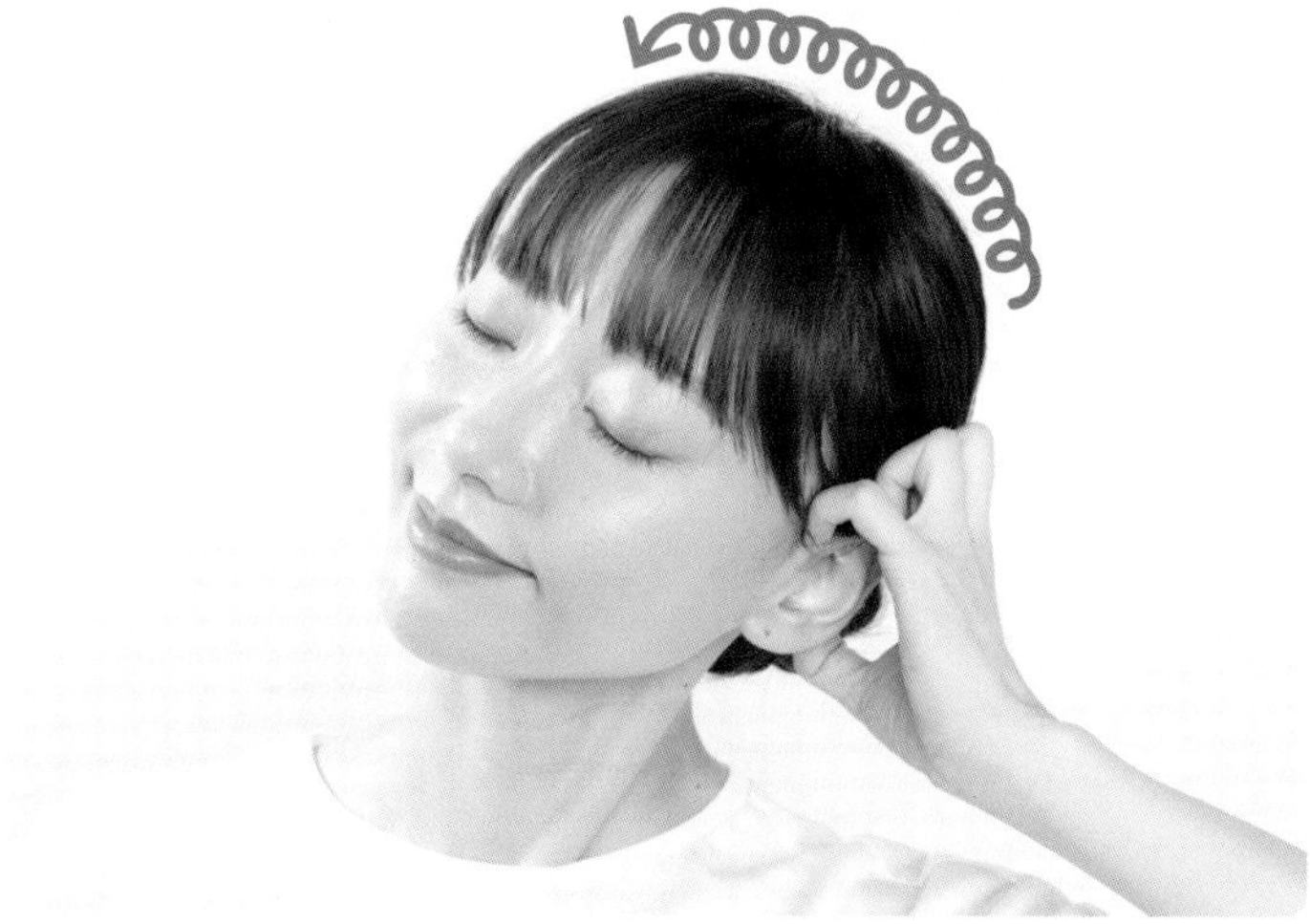

2

耳の上に1の手を置き、肘を壁やトイレットペーパーホルダー（台）に当てたら、自重を使って押し込んでいきます。円を描くように頭皮を優しくマッサージします。

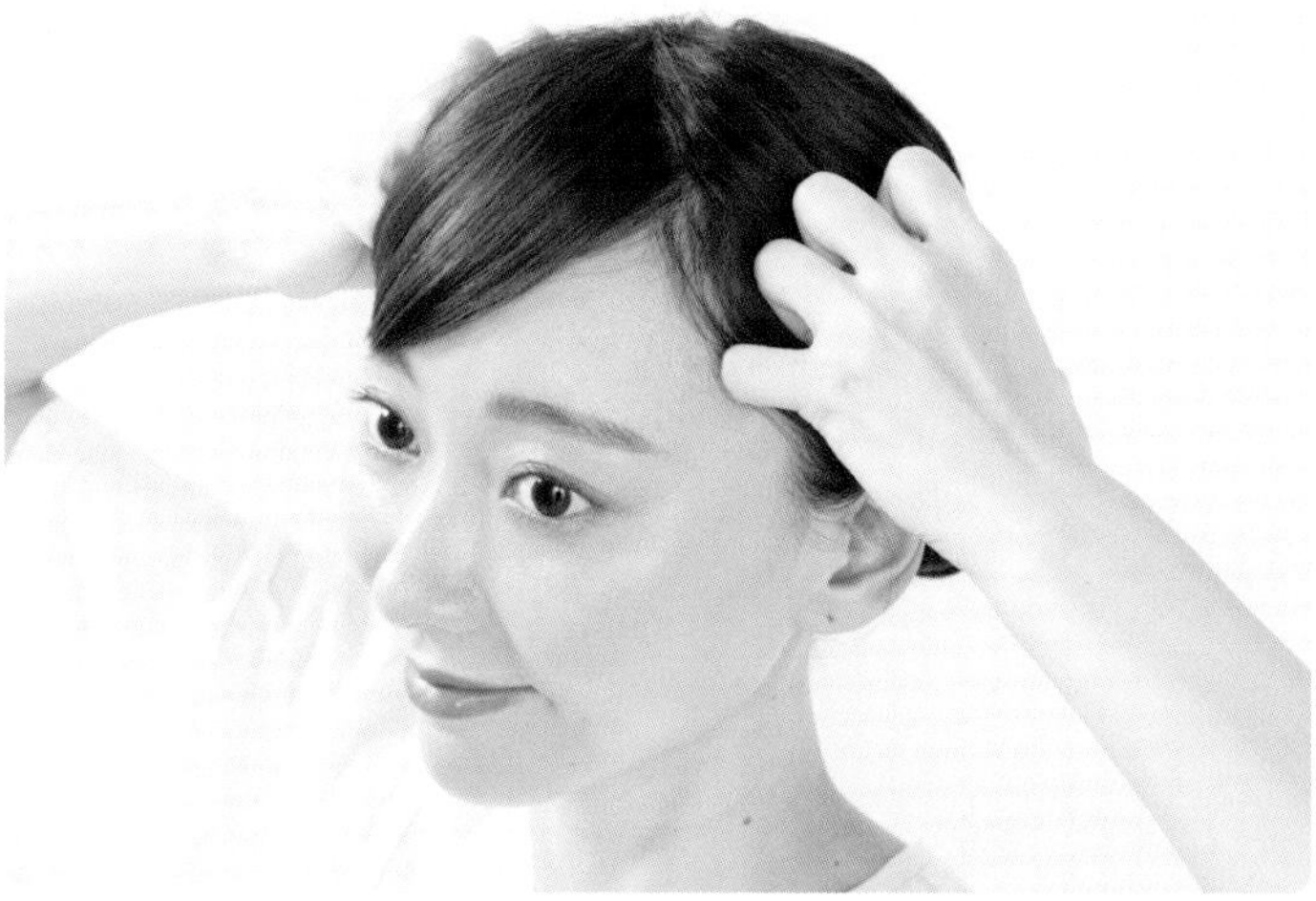

3

耳上の自分の気持ち良い部分を探りながらやりましょう。慣れたら両手で左右同時に行ってもOKです。

Check!

頷厭《がんえん》

耳上にある「頷厭」は偏頭痛、めまい、耳鳴りに効果のあるツボ。ほぐしながら押しましょう。

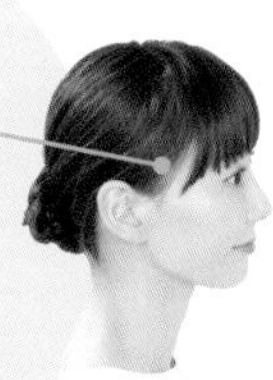

洗面所で 生え際ほぐし

こめかみの上、生え際をマッサージすることで、顔がスッキリ、朝から目がぱっちりします。朝起きたとき、洗顔時や、メイクの前に行うのもおすすめです。

みんみん Point

不眠症、眼精疲労、頬や目のたるみに。

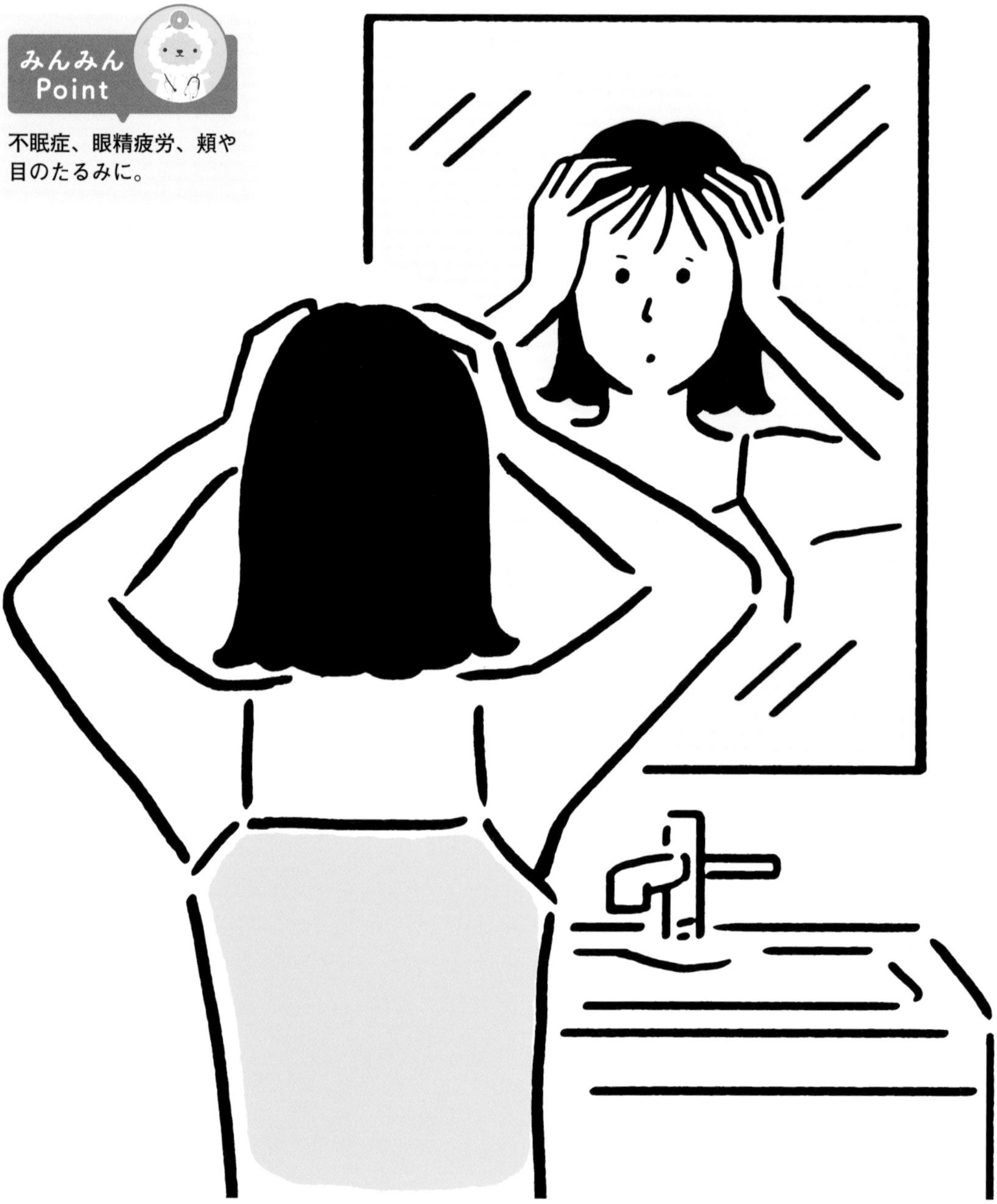

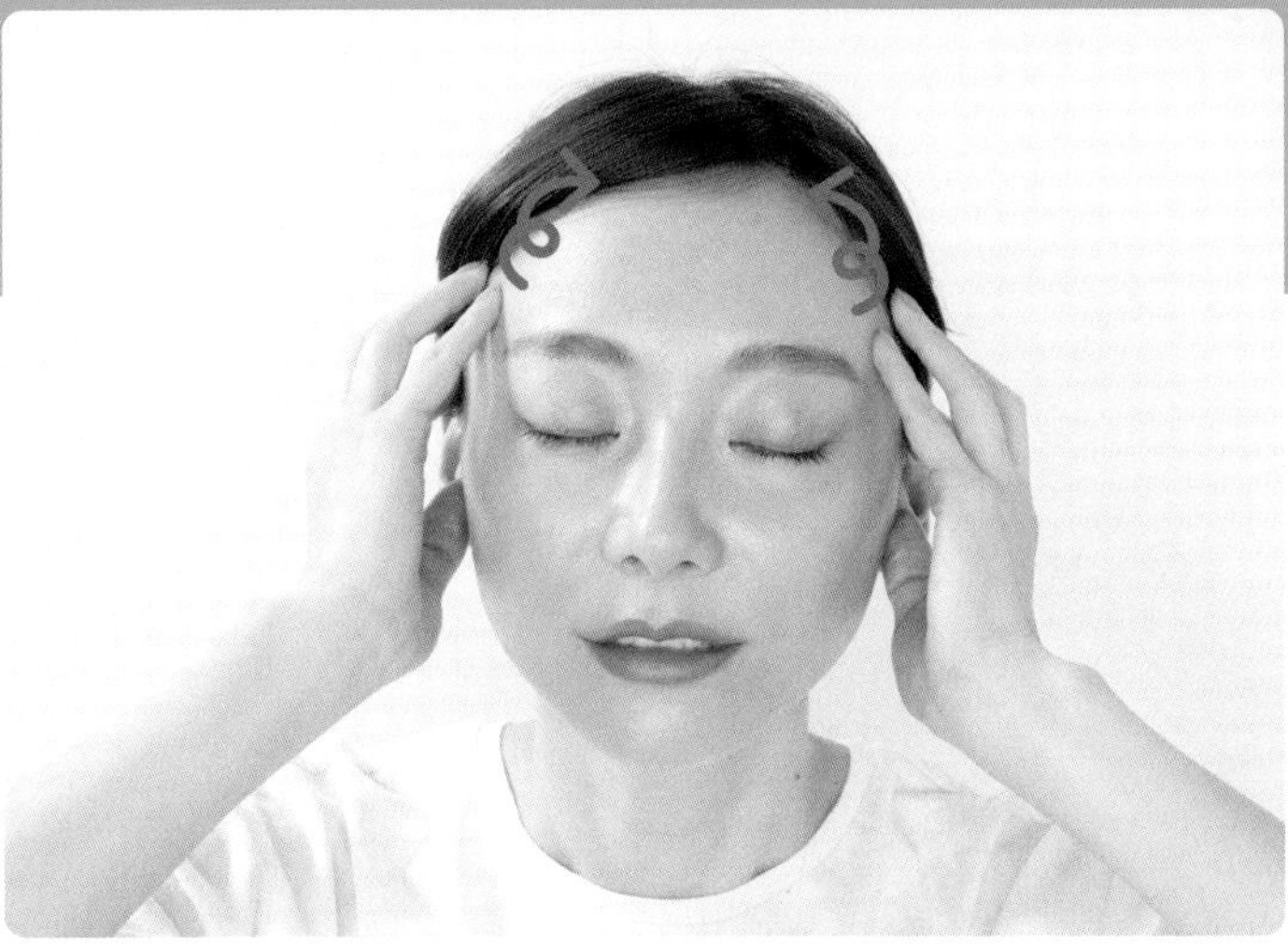

1

指の腹を使って、こめかみの上、髪の毛の生え際に指を這わせます。頭皮を優しく回すようにマッサージします。

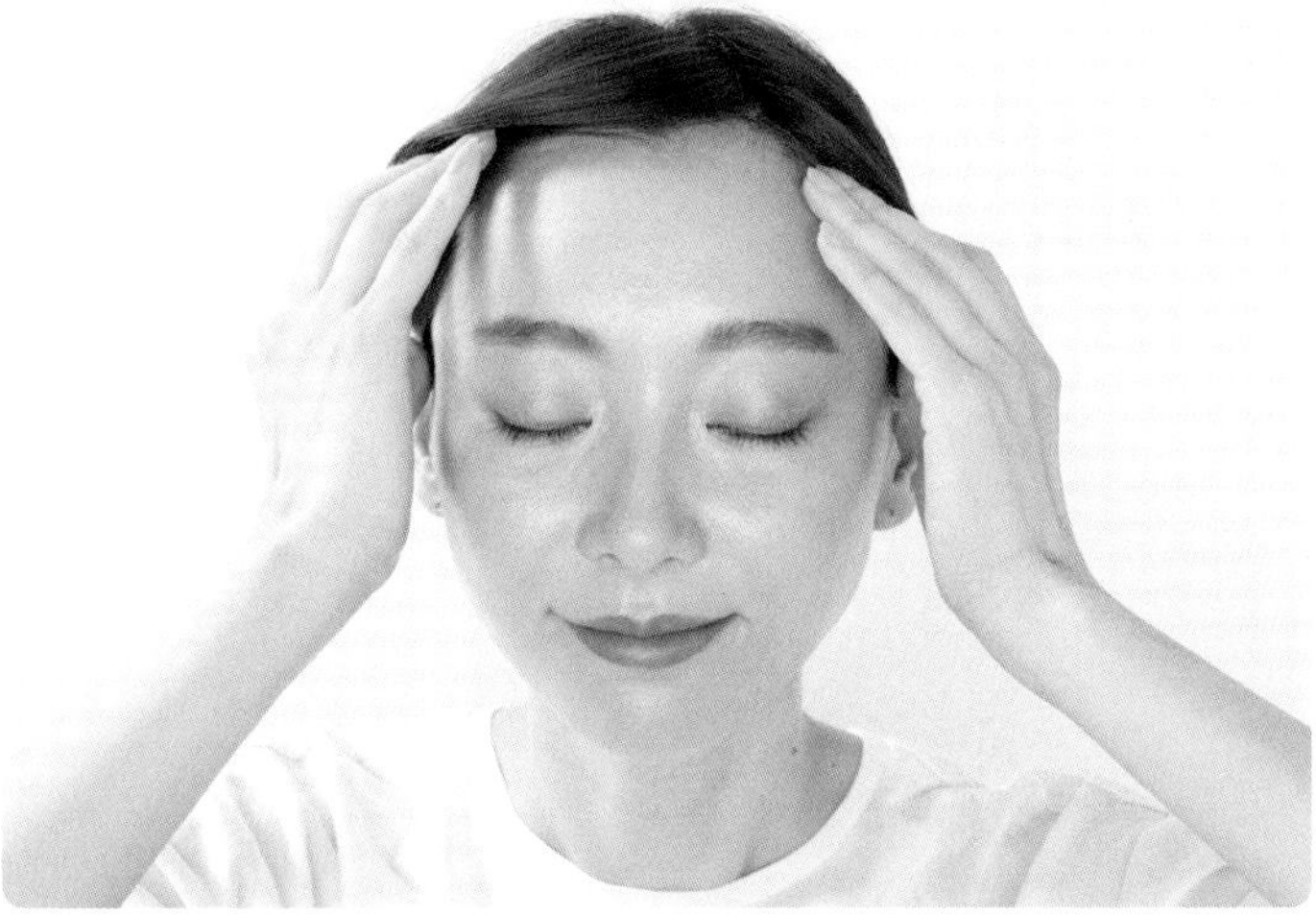

2

生え際に沿って、徐々に上の方に移動していきます。

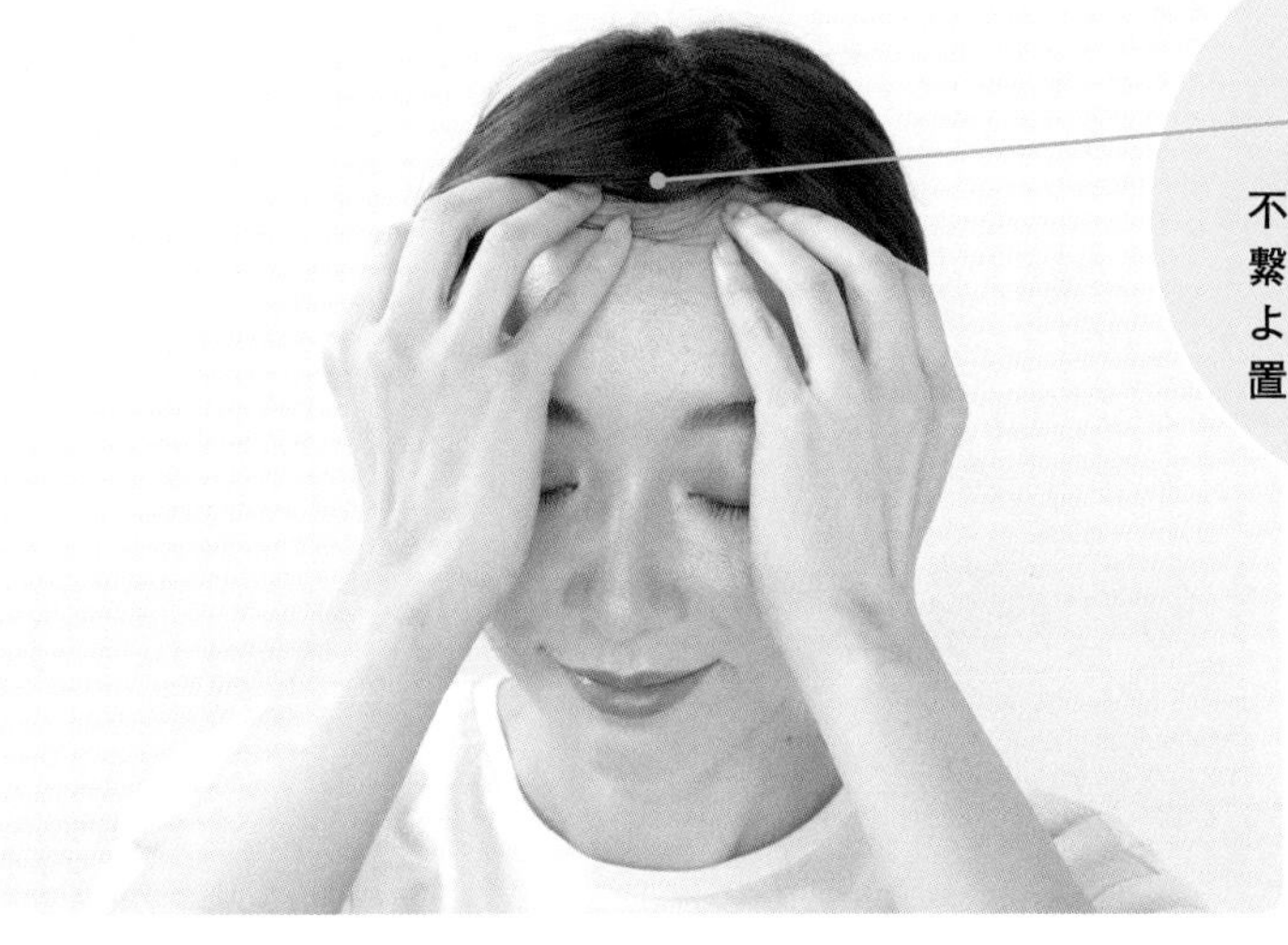

Check!

神庭《しんてい》

不眠症、老化防止に繋がるツボ。生え際より1cmほど上の位置にあります。

3

ポイントは力を入れないこと。頭皮がやわらかくなっていくことを感じながら、もみ進めていきます。

手技 4

歯を磨くときに
耳《じ》介《かい》筋《きん》さすり

歯を磨きながら鏡を見たら、
顔のむくみ具合に驚いたことはありませんか？
わずかな時間でも小さなケアが
未来の自分を作ってくれます。

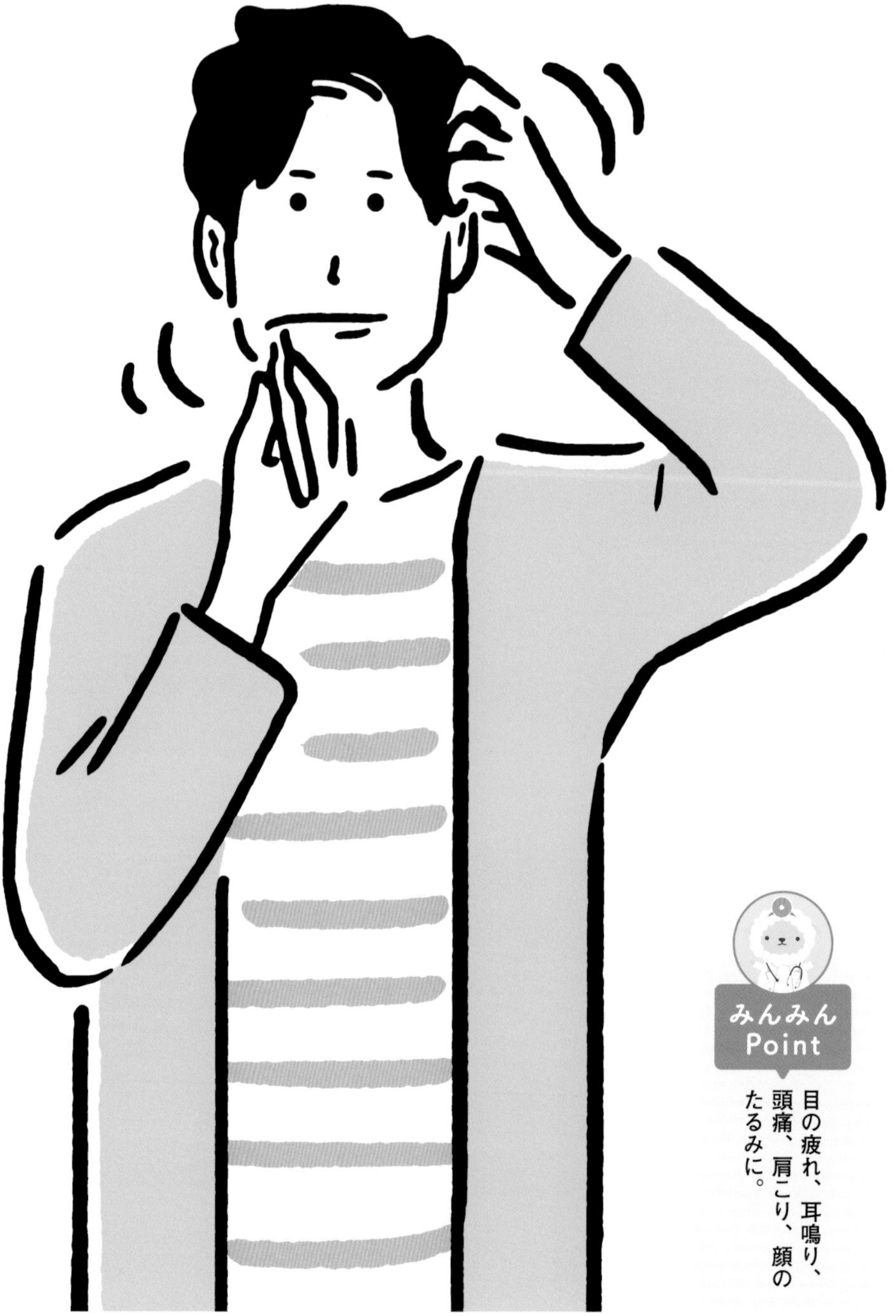

みんみん
Point

目の疲れ、耳鳴り、
頭痛、肩こり、顔の
たるみに。

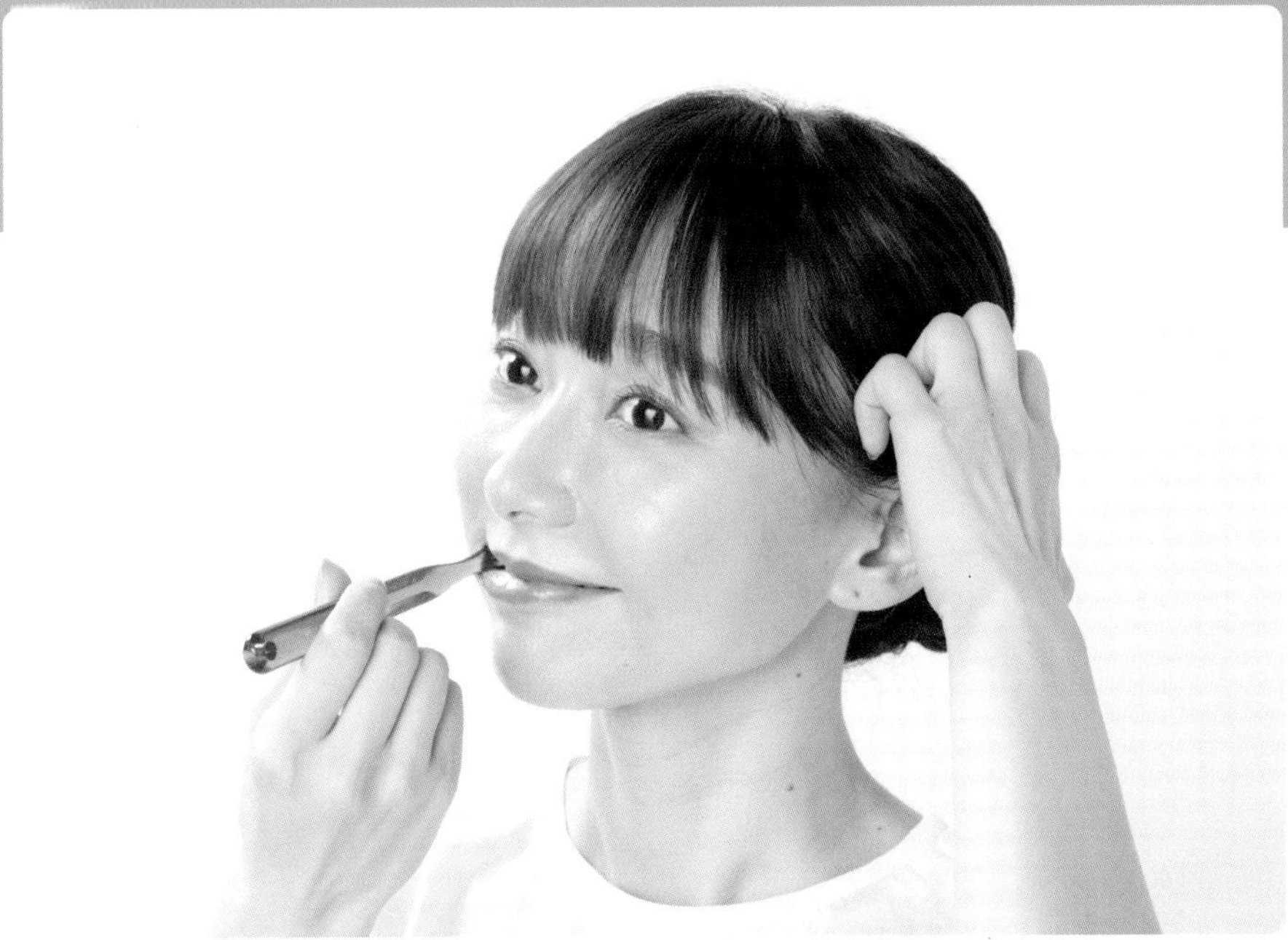

1 猫の手（P23参照）で、こめかみの少し下、小指を髪の毛の生え際に這わせます。

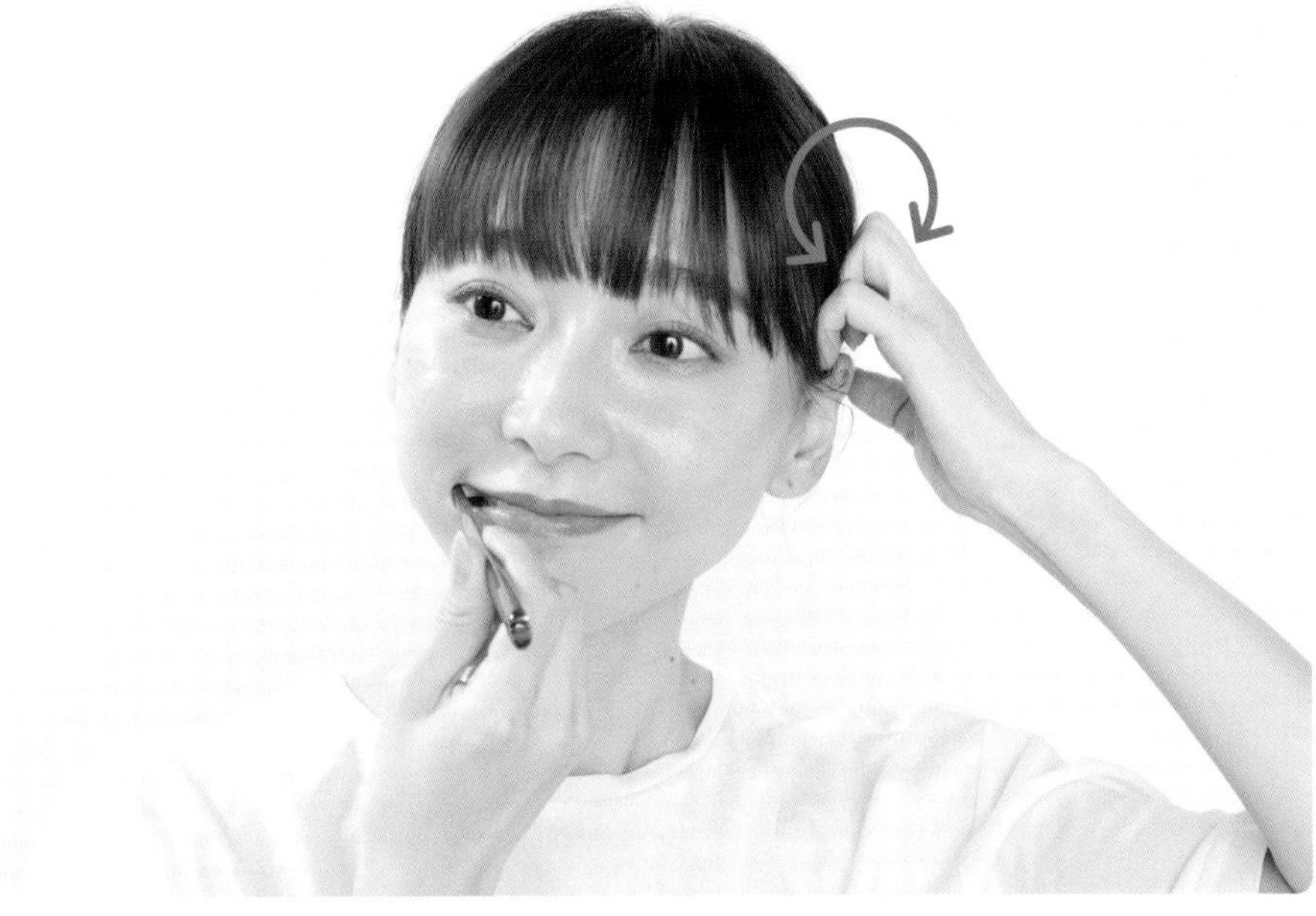

2 第一関節の面を使って、横方向にさするようにマッサージします。逆側も同様に行いましょう。

手技 5

洗顔するときに
フェイスラインなぞり

洗顔のついでに、フェイスラインをマッサージします。指の腹を使って優しくなぞるように行いましょう。

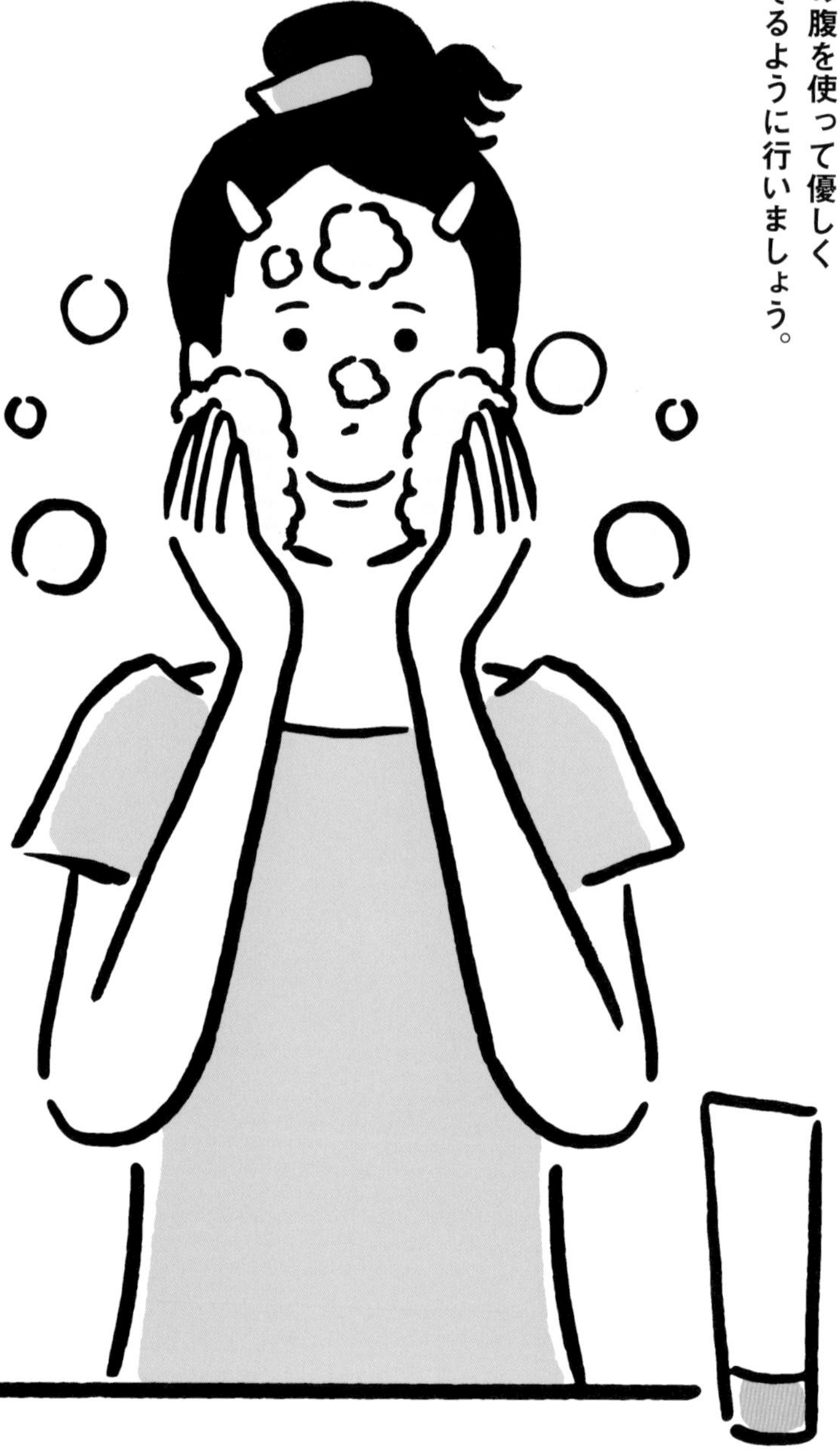

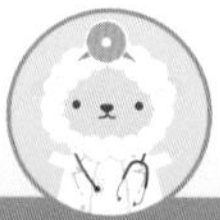

みんみん Point

首・肩こり、頭痛、めまい、耳鳴り、顎関節症、あごの痛み、顔のむくみ、二重あご、のどの腫れなどに。

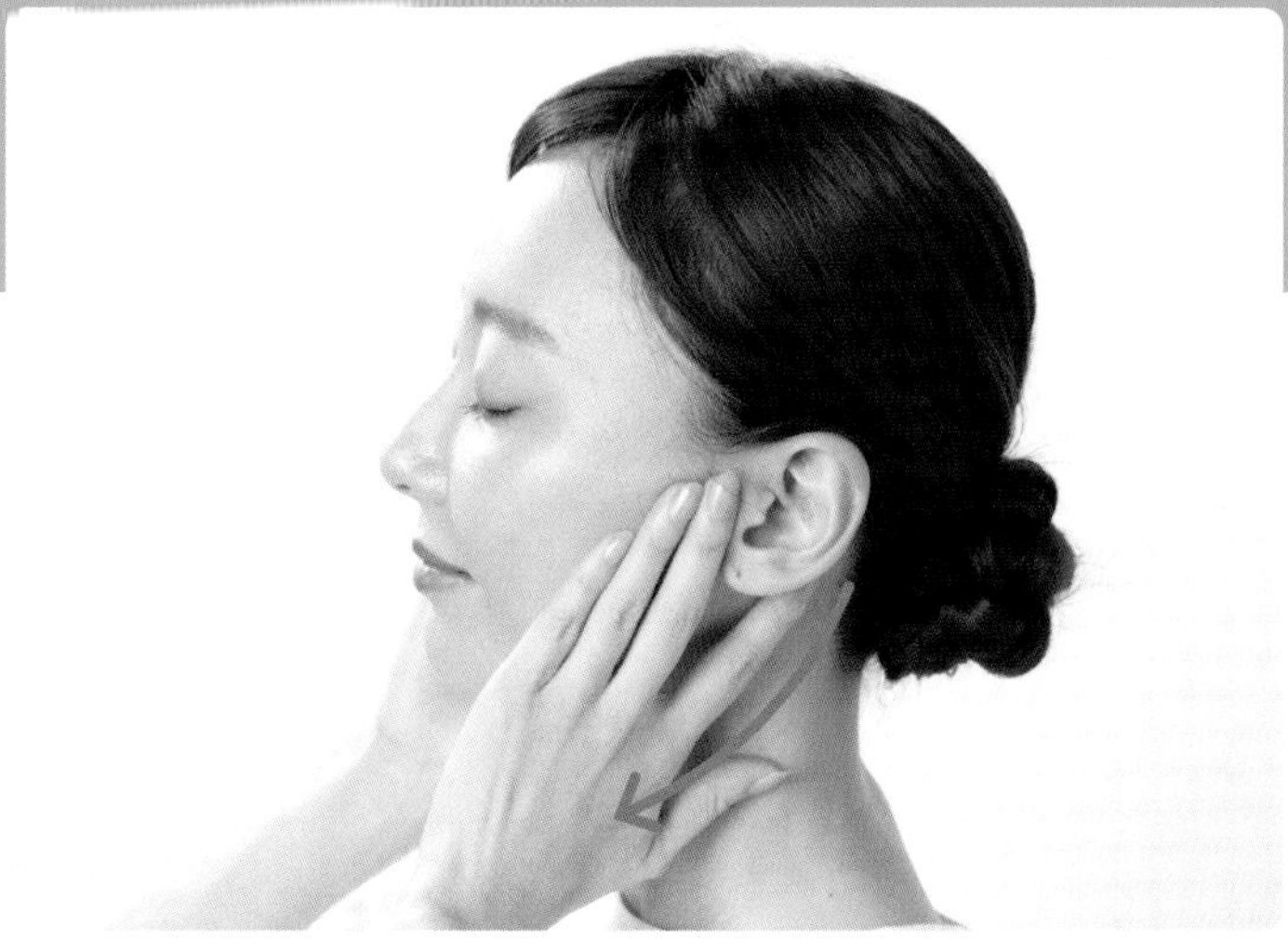

1

人差し指と中指で耳を挟むようにし、指の腹を使って、髪の生え際からフェイスラインをなぞるように下げていきます。

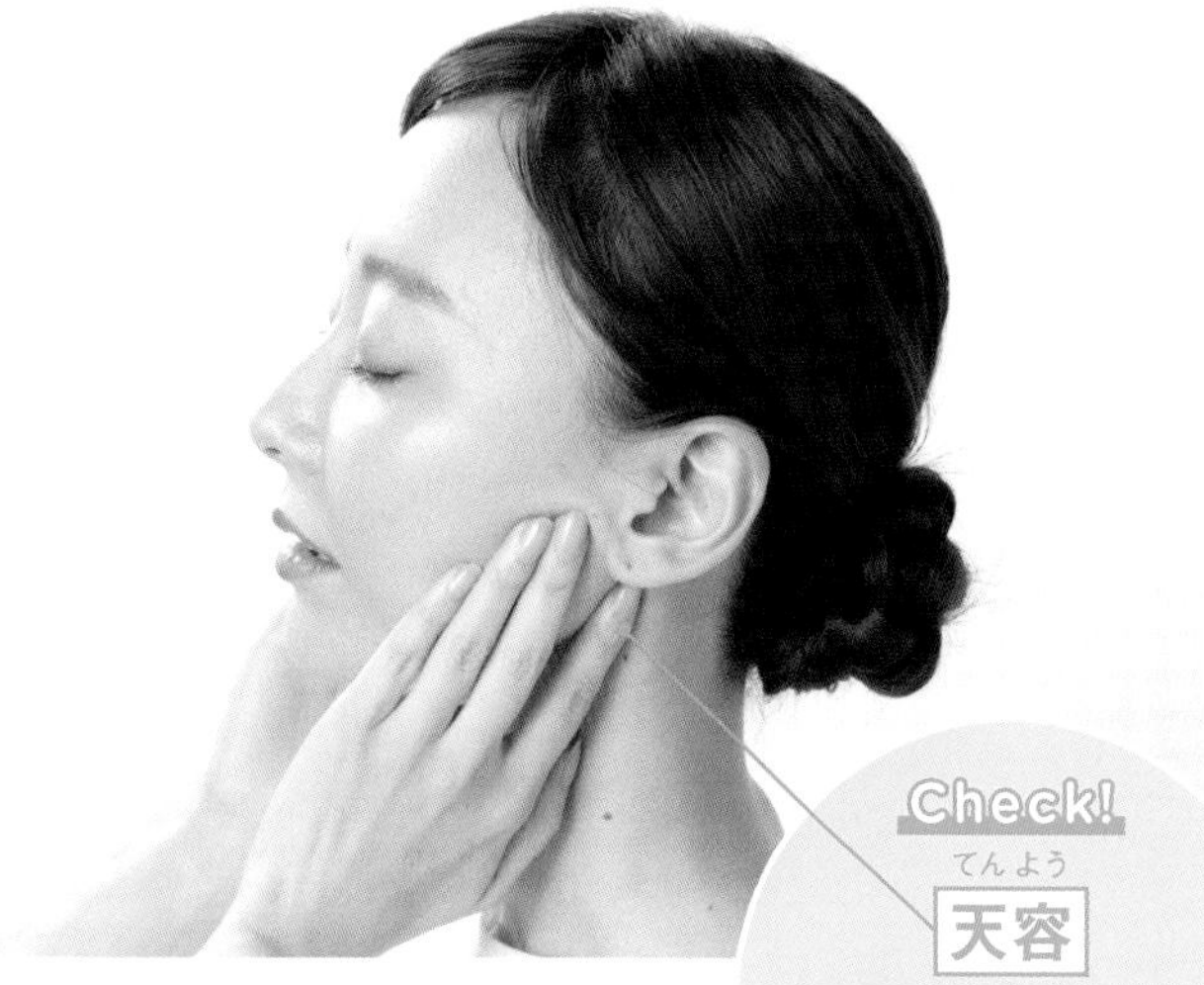

2

コツは口が半分開いてしまうくらい、脱力すること。リラックスした気持ちで行います。

Check!

天容《てんよう》

あごの痛みや、のどの不調などにも効果のあるツボ。

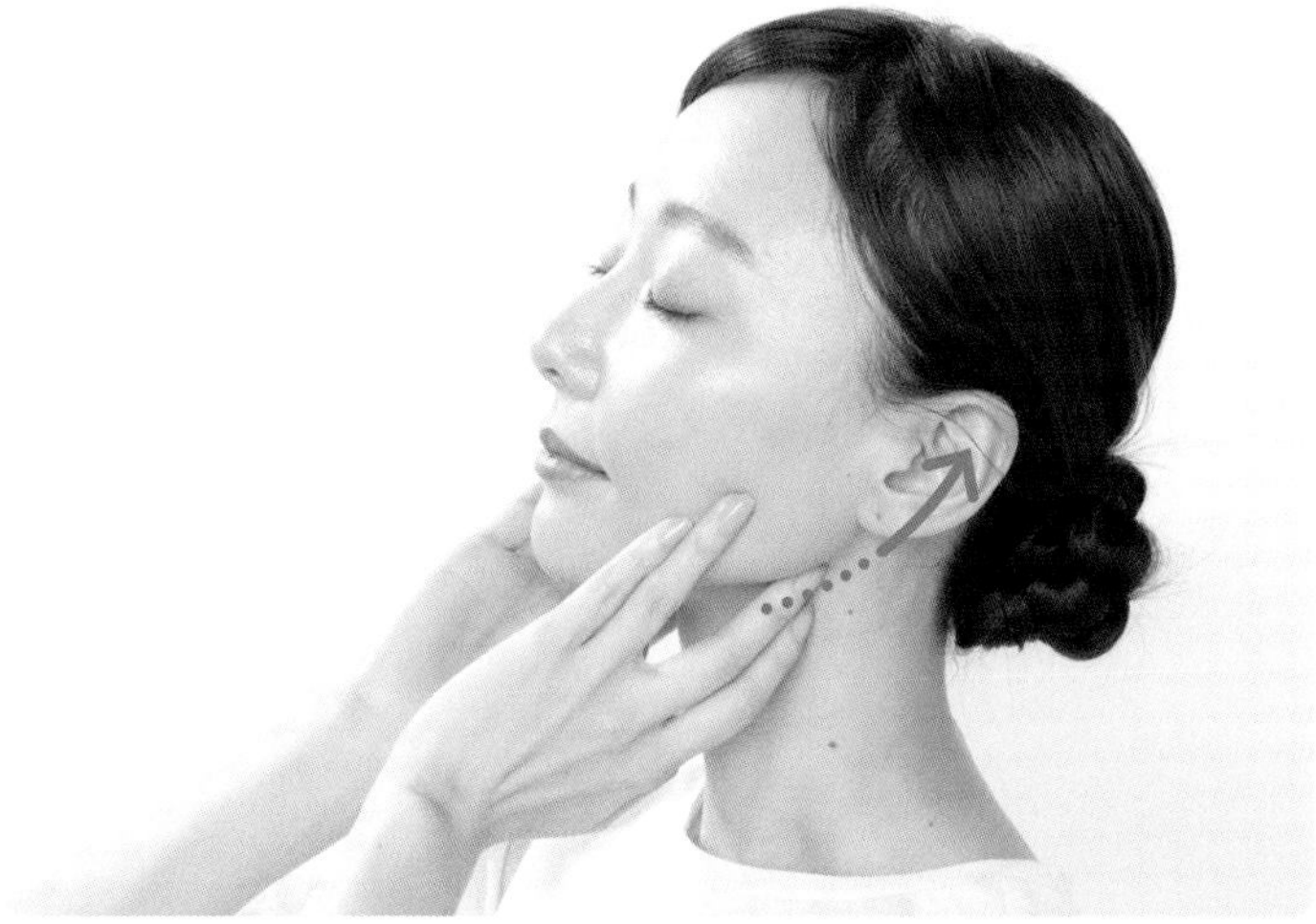

3

続いて、フェイスラインから生え際まで戻るようになぞります。耳の裏側を洗うようなイメージで、何度かくり返します。

Column

私がお客さんに宿題を出す理由

私のサロンでは、施術を受けてもらって終わりではありません。お客さんに宿題を出しています。

結論から先にお話しすると、**“習慣”が一番最強**だと思っているからです。ポイントは、セルフケアを新しく取り入れるのではなく、今すでにやっていることが、自分にとって大事なことなんだということです。仮にゴールを「体をきれいにすること」と決めたとします。例えばAさんは週1回しかお風呂に入っていませんが、週1回で高級ホテルの高級サロンに通っています。これを聞くと意識高いなぁ！ってほとんどの人が考えると思いますが、お風呂に週1回しか入っていないとなると、汚いな！ってなりますよね。対してBさんは、高級ホテルのサロンには通っていませんが、毎日10分だけ、シャワーを浴びています。これって普通のことですよね。だけど、AさんとBさんを比べたら、確実にBさんの方が体はきれいなわけで。ここで言

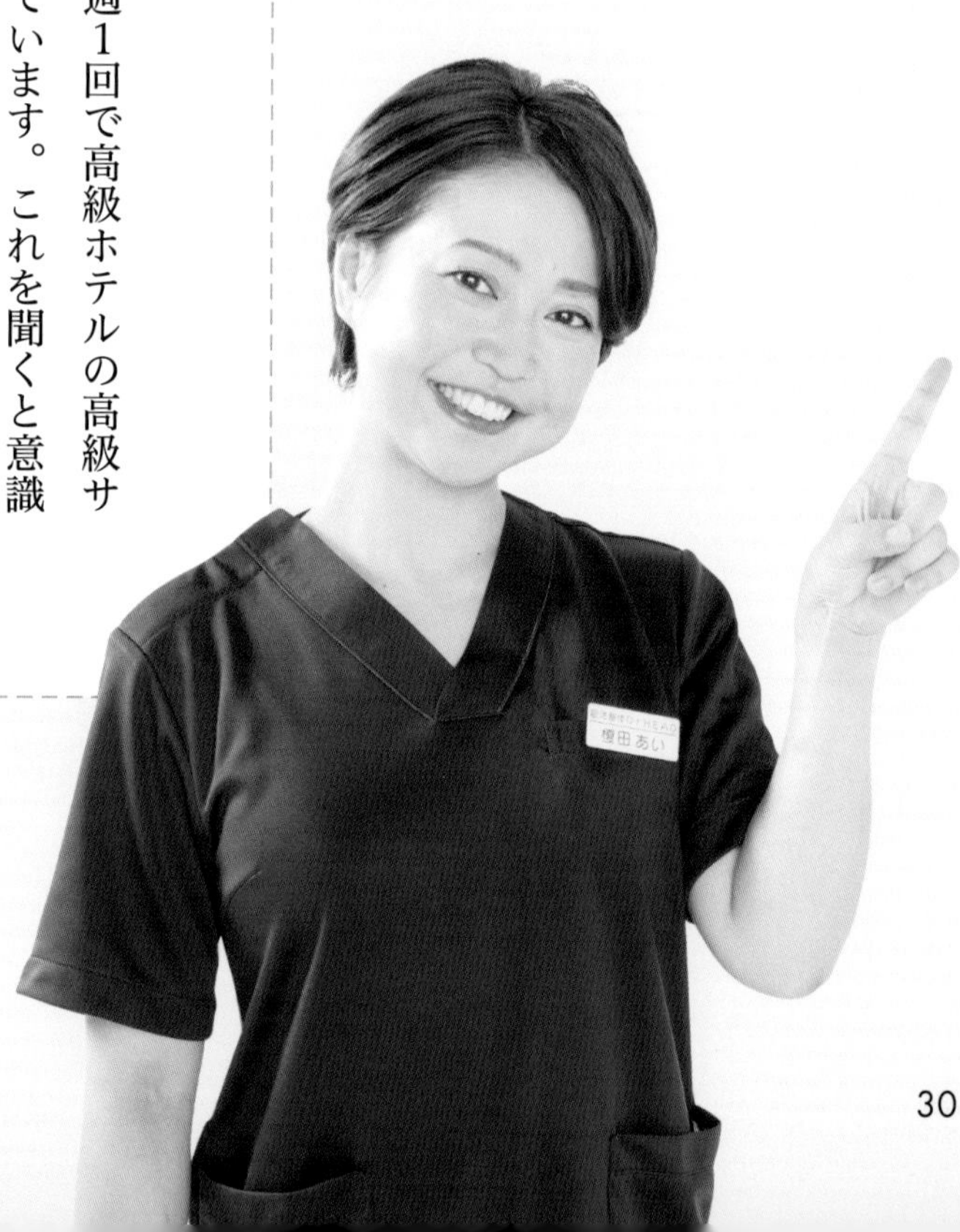

いたいのは、**特別なことをわざわざやるよりも、毎日できることを習慣化させる**ことが、大事ってことなんです。

私のサロンでは、月に1回通っていただくペースが通常です。施術によって体を良くするという考え方ではなく、施術によって、体が今どんな状態かを確かめる、定期健診のような立ち位置になっています。ここで宿題の話に戻ります。私はセルフケアのことをあえて「宿題」と呼びますが、それは、「意識しないとできないようなことは、できないから」です。また、宿題ということによって、お客さんの気持ちの中にもしっかり根付くんですよね。きっと学生時代の記憶が体に染み付いているんでしょうね（笑）。

そして、宿題の内容ですが、基本的に3つだけです。ひとつ目は、頭を洗うこと。ふたつ目は、耳裏を洗う、または首に化粧水を塗る。みっつ目は、体を洗うこと。これを毎日やってもらいます。いやいや、それすでに毎日やっているよ！って思いますよね。それでいいんです。**毎日の習慣の中に、少しだけテクニックを混ぜます。**みなさん、12ページで読んだセルフチェックを思い出してください。このマッサージを取り入れるだけでいいんです。時間を長くする必要もありません。いつもみなさんがやっている通りで大丈夫なんです。

どうですか？　かんたんな宿題でしょ？

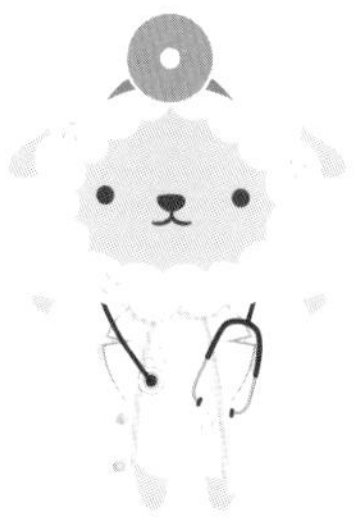

電車の中で❶

頭皮やわらかまわし

電車の端の席で、寄りかかりながら
自然にできるマッサージ。前髪の生え際の
頭皮を優しくマッサージします。

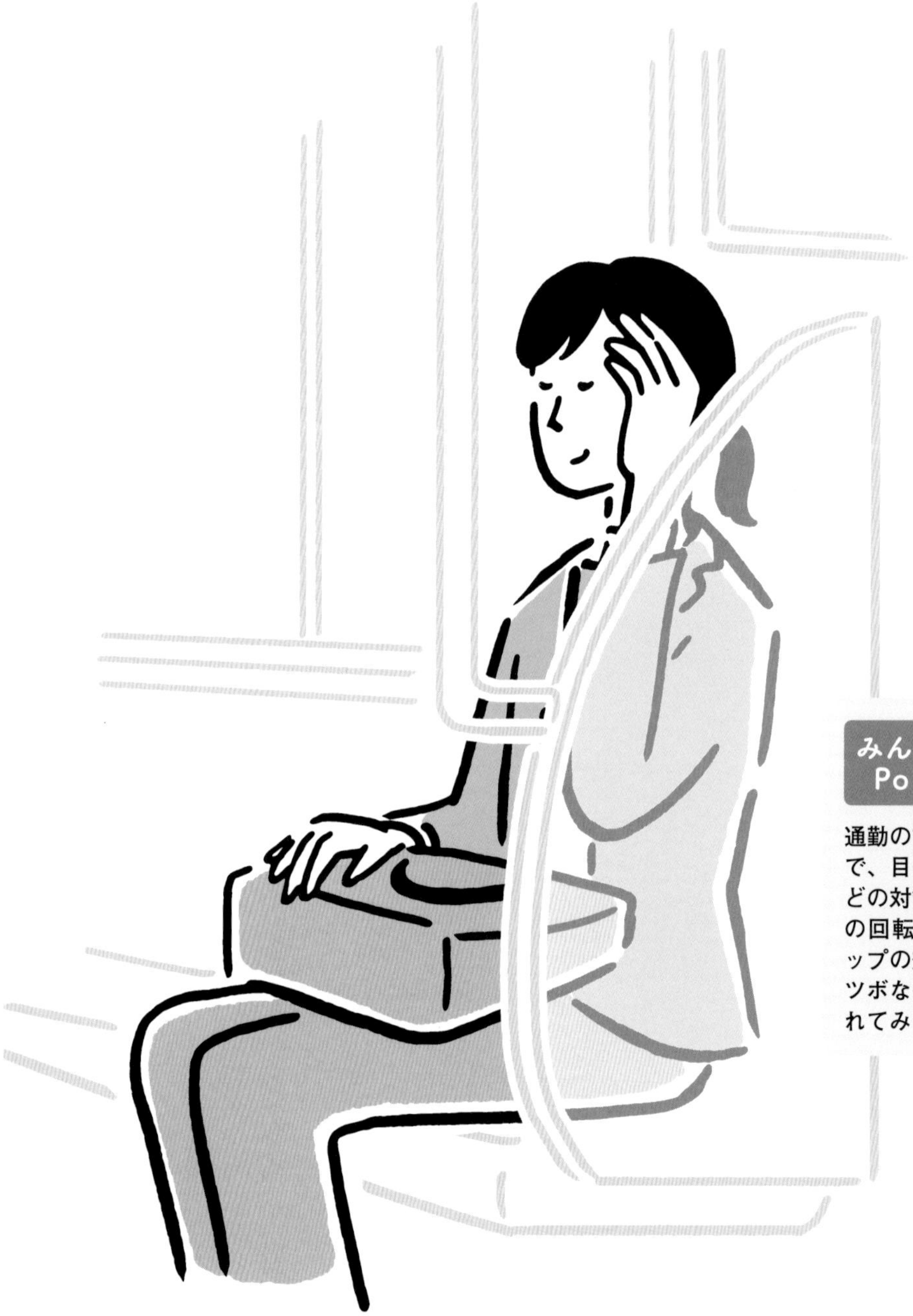

みんみん
Point

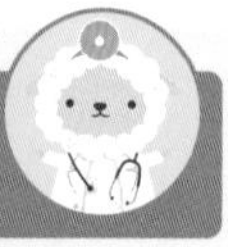

通勤の前後には頭をもんで、目の疲れや肩こりなどの対策を。「曲《きょく》差《さ》」は頭の回転アップ、記憶力アップの効果も期待できるツボなので、ぜひ取り入れてみてください。

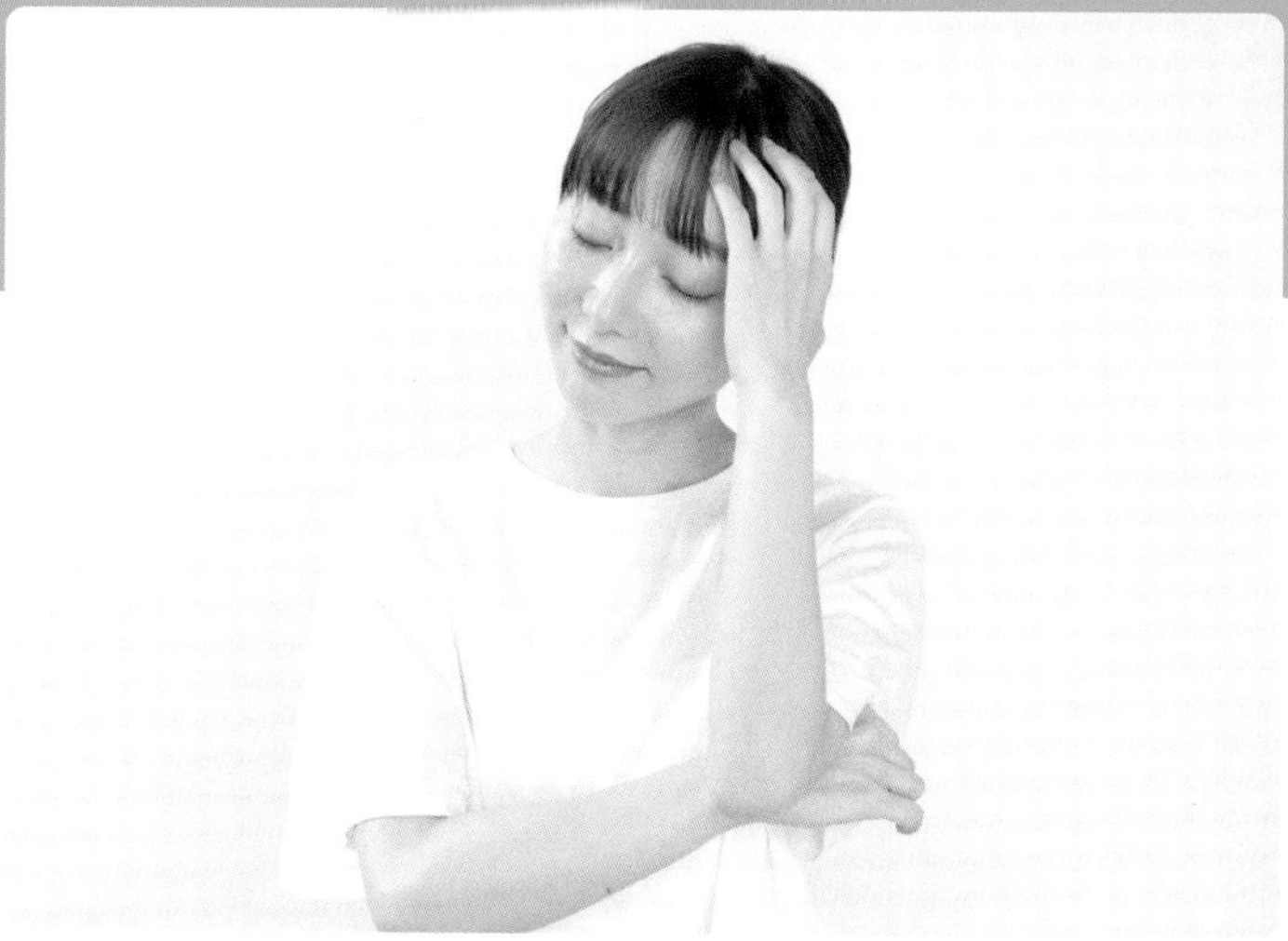

1

座席の端に寄りかかるか腕組みをしながら、片方の手を上げ、指の腹を前髪の生え際に這わせます。

Check!

曲《きょく》差《さ》

鼻すじの延長線上、前髪の生え際から左右それぞれ3cmほど横にある。頭痛やめまい、立ちくらみ、耳鳴りなどに。

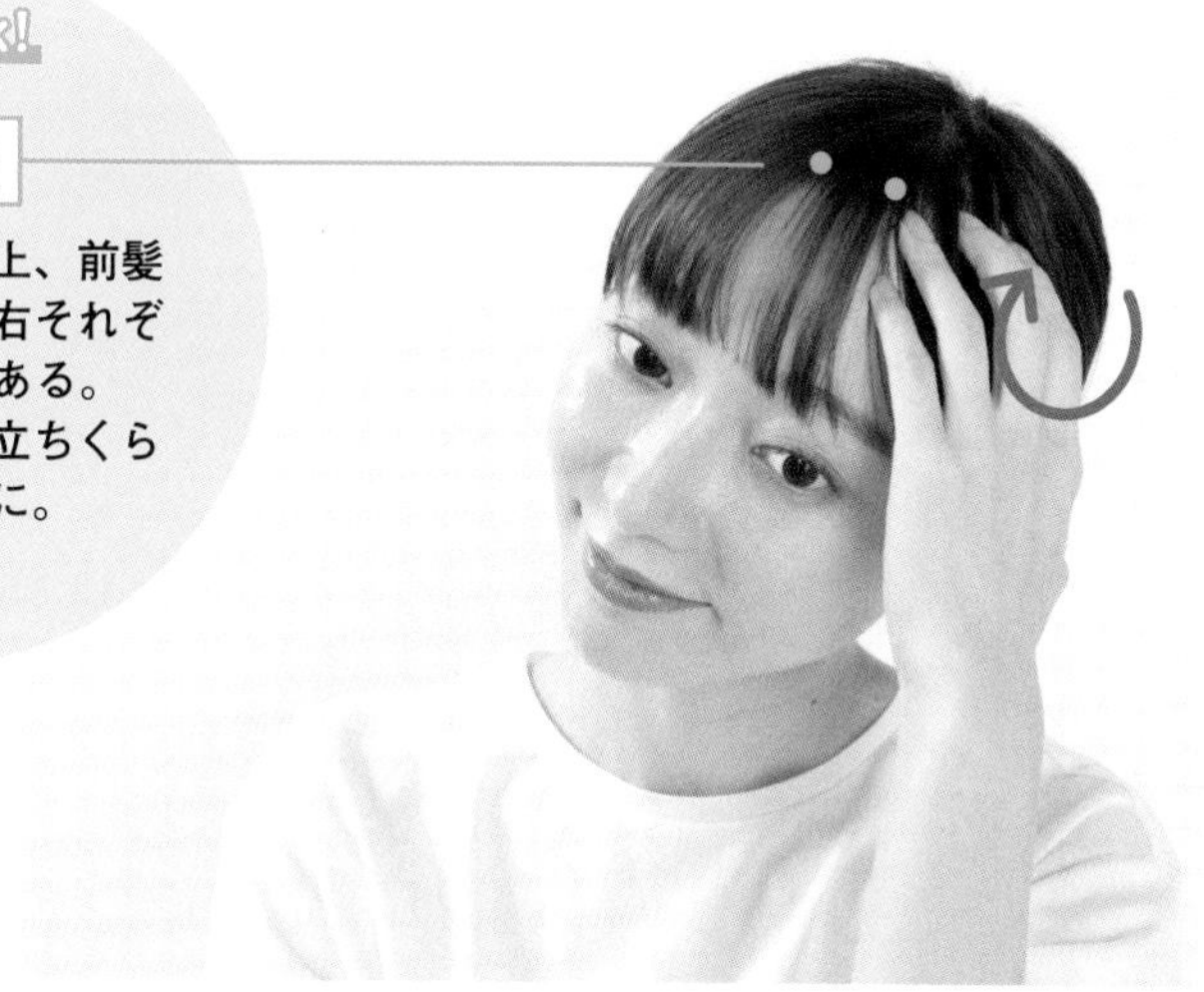

2

電車の揺れと合わせながら、頭皮を回すようにマッサージします。

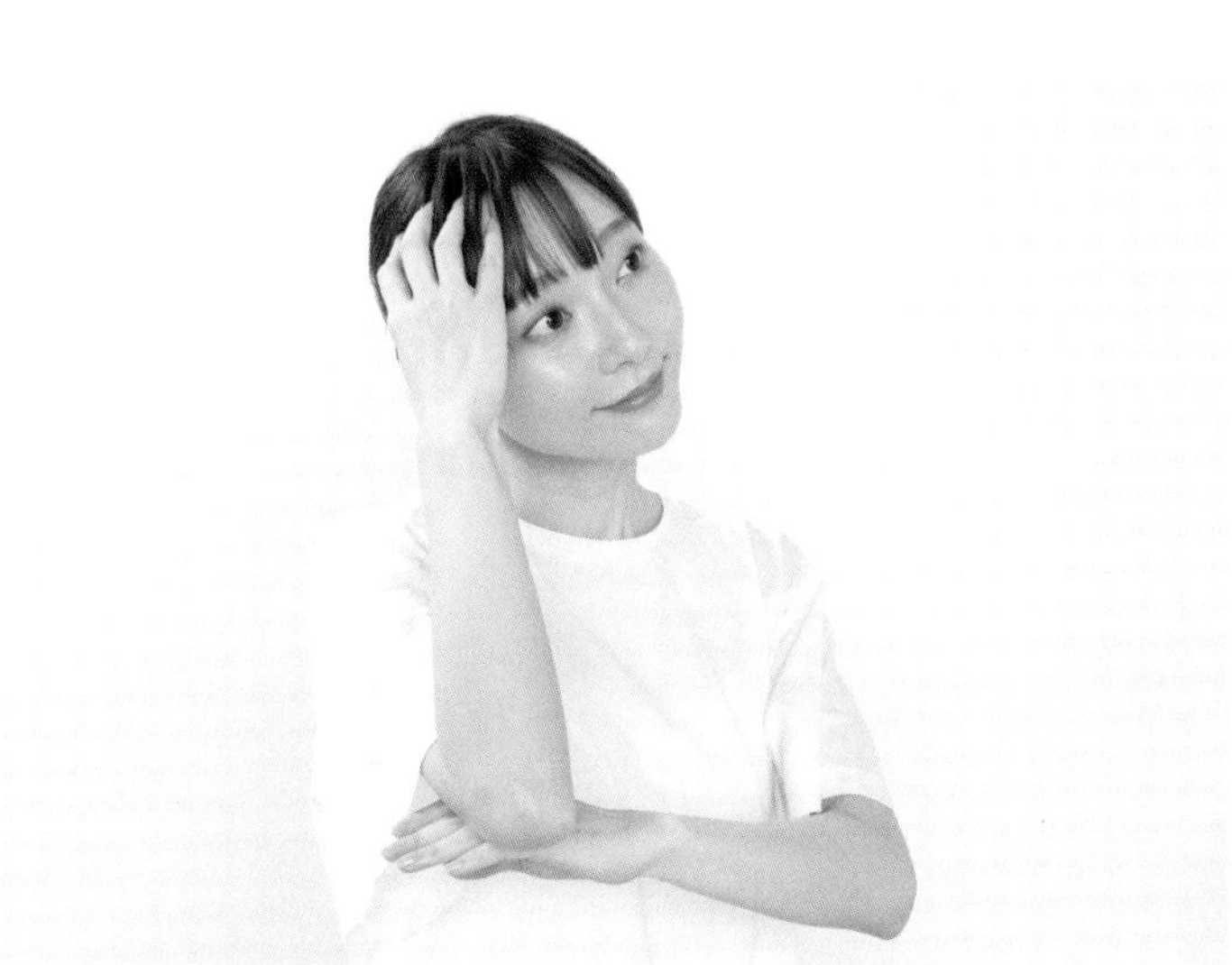

3

反対側も同様の方法で行います。

手技 7

電車の中で❷

頭皮ひっぱりほぐし

ホームで待っているときや電車で
立っているときにできる“ながら”マッサージ。
帰りの電車で行うのがおすすめです。

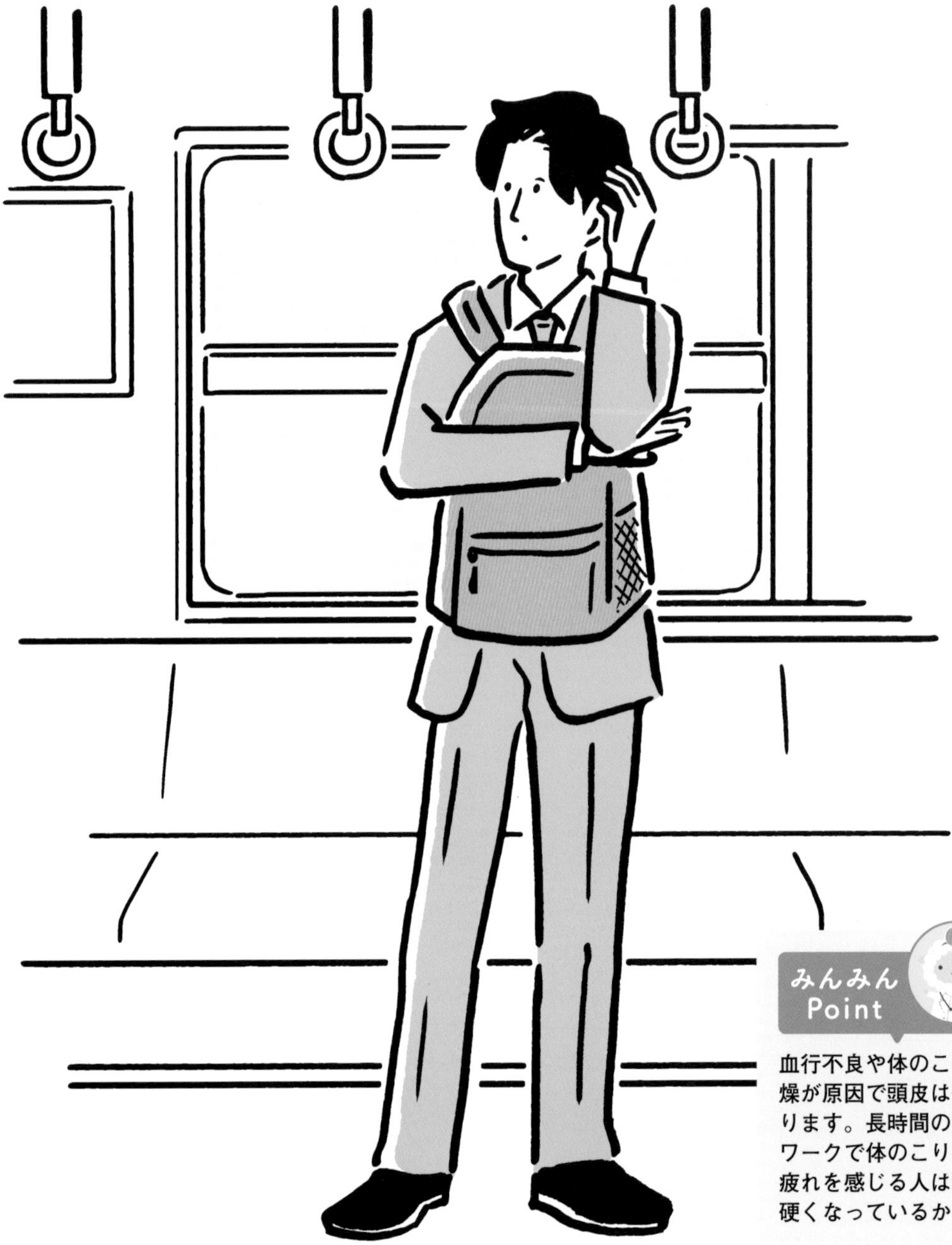

みんみんPoint

血行不良や体のこり、乾燥が原因で頭皮は硬くなります。長時間のデスクワークで体のこりや目の疲れを感じる人は頭皮が硬くなっているかも。

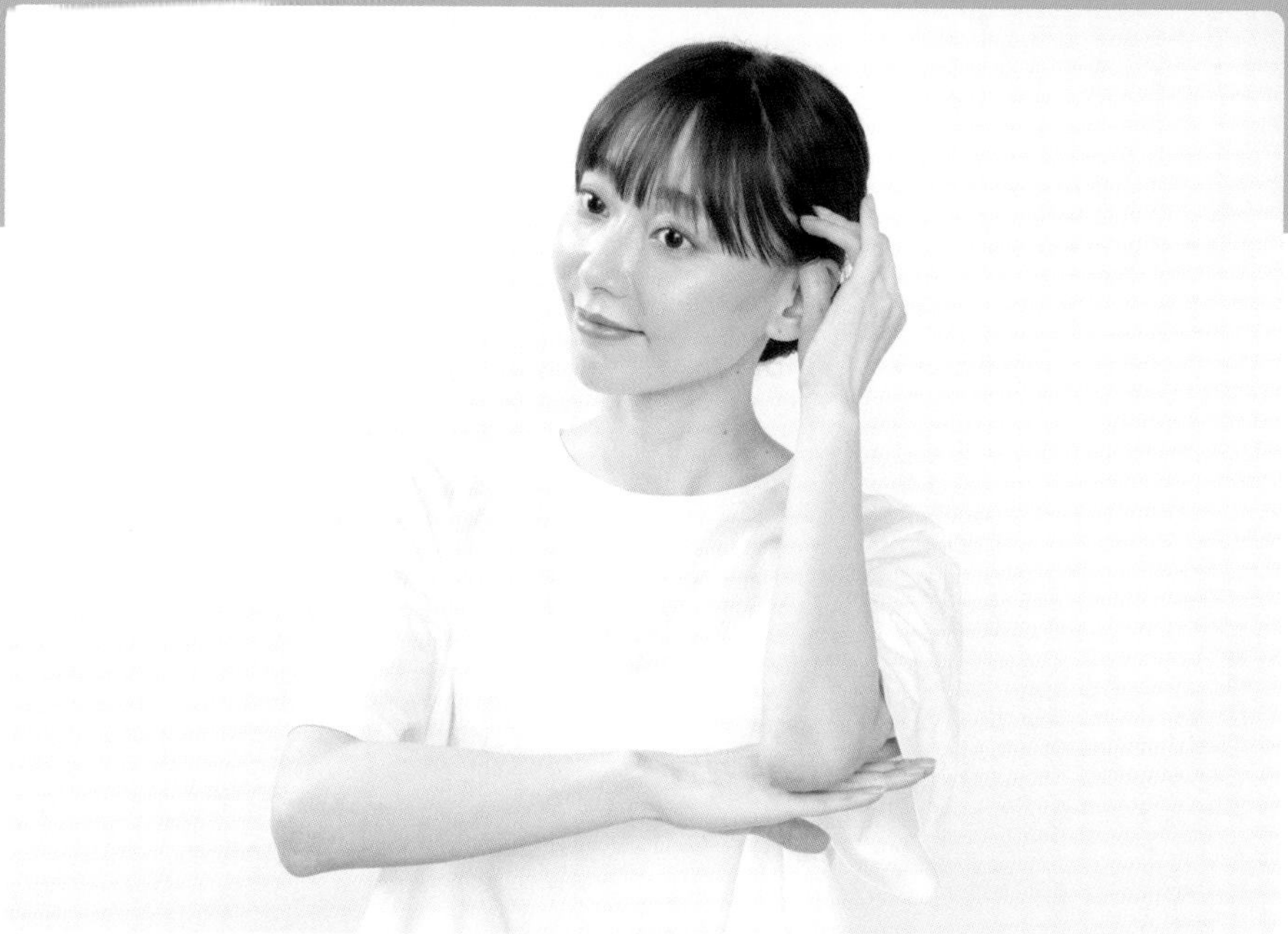

1　腕組みをする要領で、片方の手を挙げ、3本の指で、耳の上あたりの頭皮をつまみます。

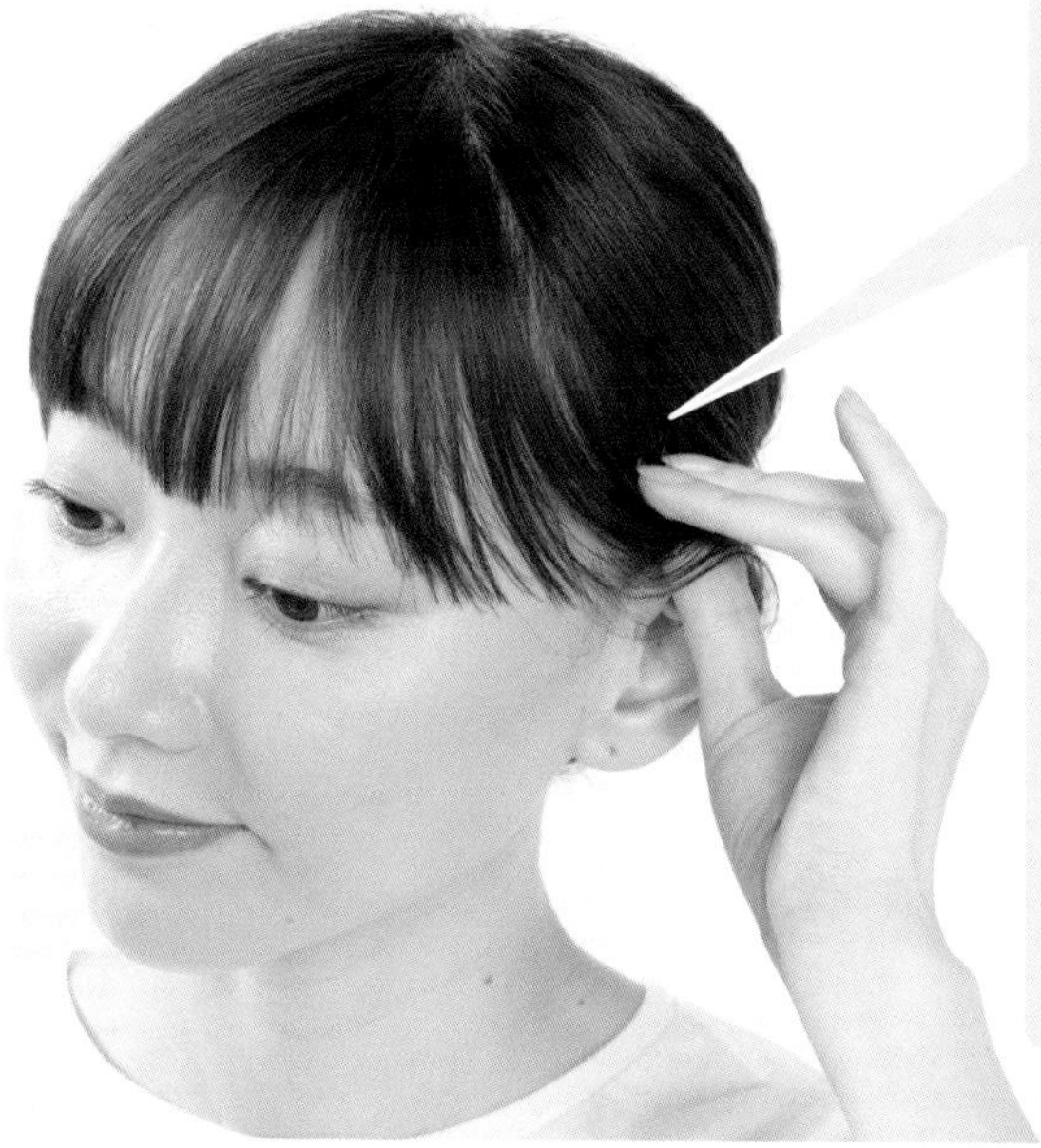

Check!

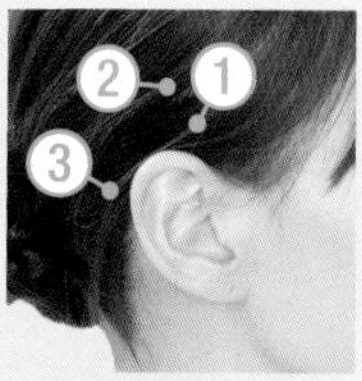

耳の上は肩こり改善ツボ3点祭り。ピンポイントで押さなくても、耳の上をもんだりつまんだり、ズボラでOKです。

① **懸《けん》釐《り》**
② **率谷《そっこく》**
③ **浮《ふ》白《はく》**

2　ギュッとつまむのではなく、優しくひっぱるイメージ。あまり大袈裟にやると変な人に見えてしまうので、考えている人みたいに自然に行います。

手技 8

エレベーターに乗りながら

首のうしろもみもみ

首の付け根を優しくマッサージします。
筋肉の筋の真ん中ではなく、
端をほぐすイメージで。

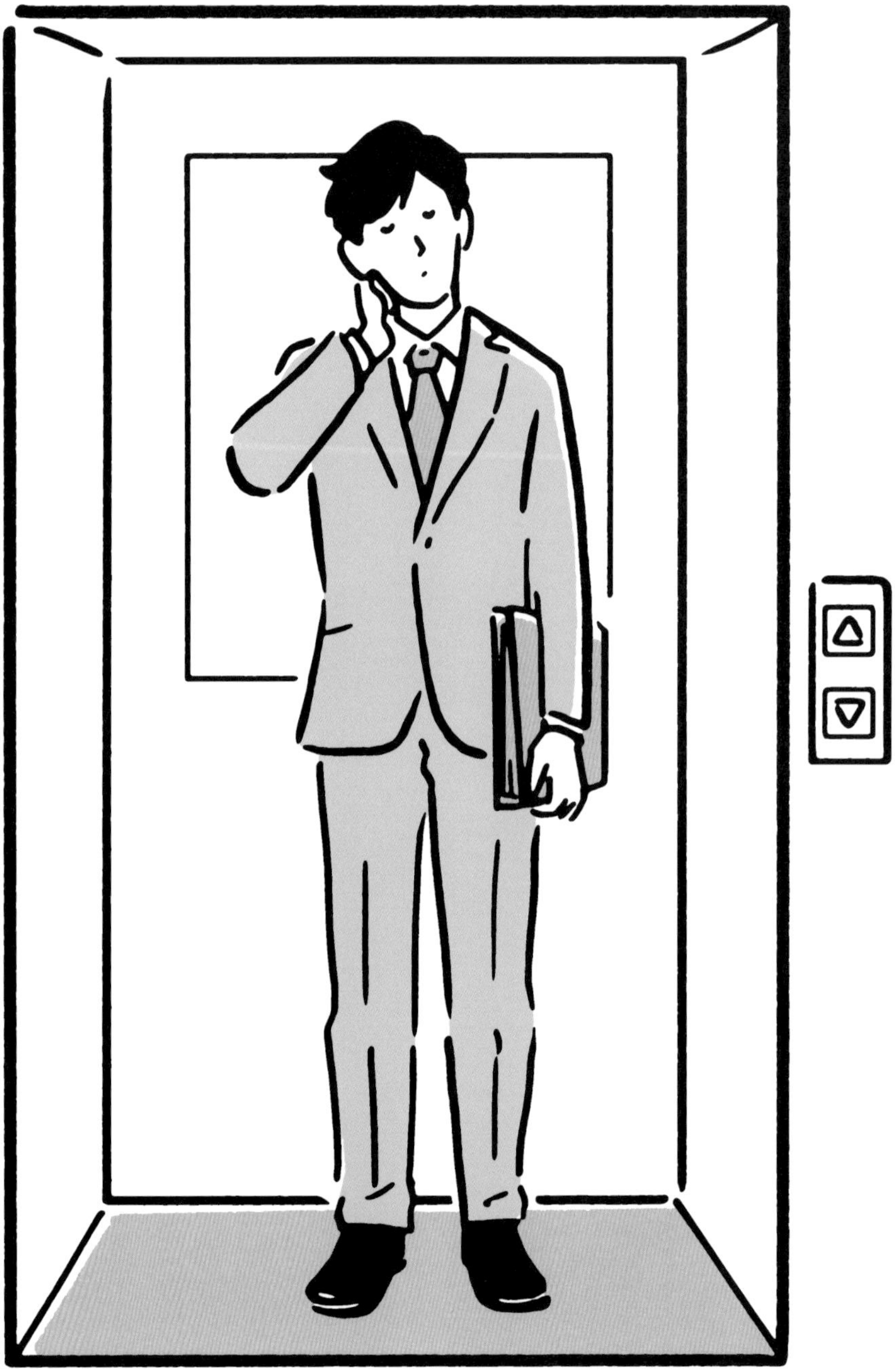

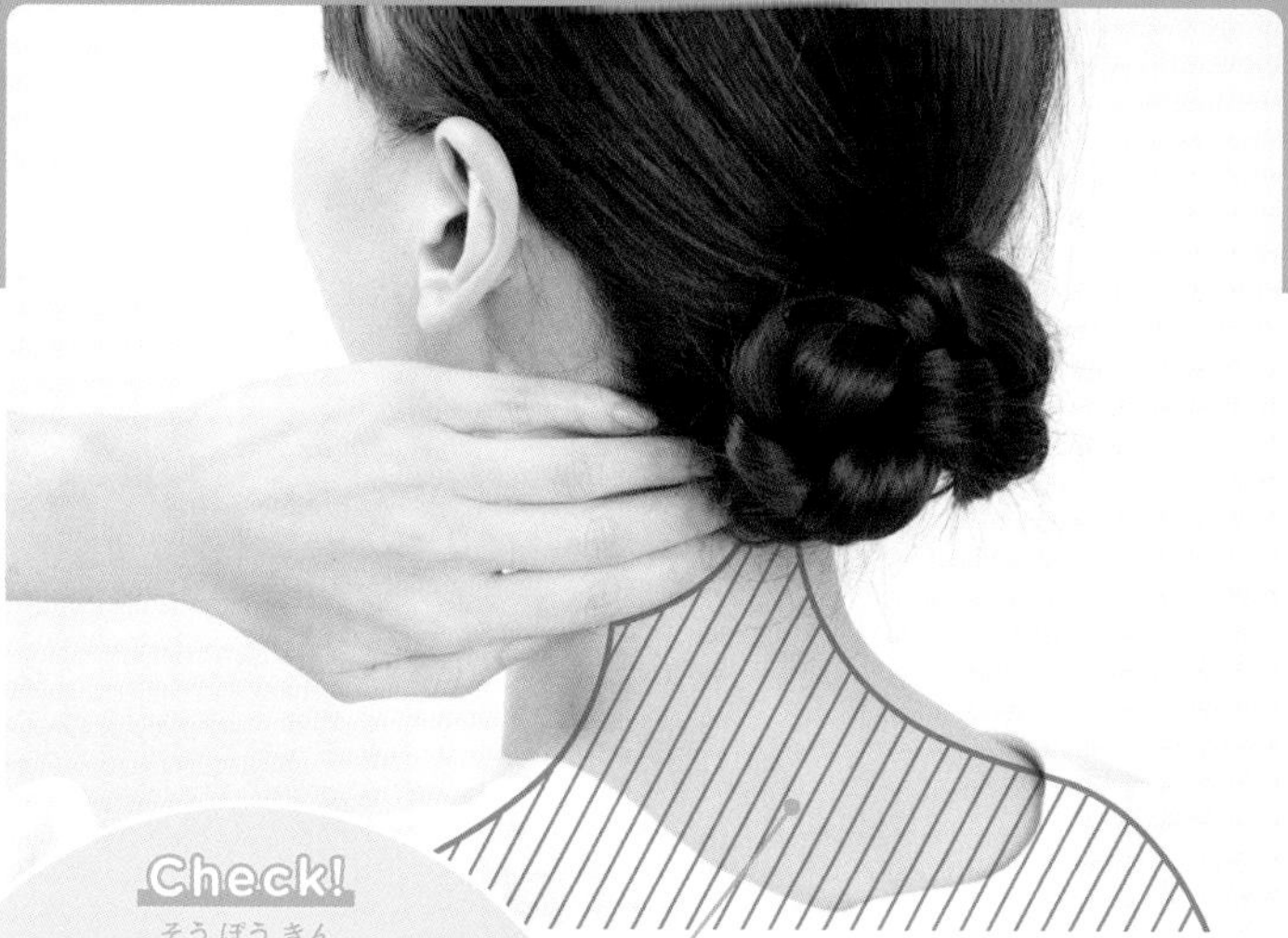

1

3本の指を首の後ろのへこみにひっかけて、ぐぐっと指圧します。

Check!

僧帽筋《そうぼうきん》

首の後ろや肩、背中、肩甲骨にも広がる大きな筋肉。「姿勢が悪い」「血行が悪い」「ストレス」「寒さ」などで必然的に硬くなってしまうので、すき間時間でもほぐすのが大切です。

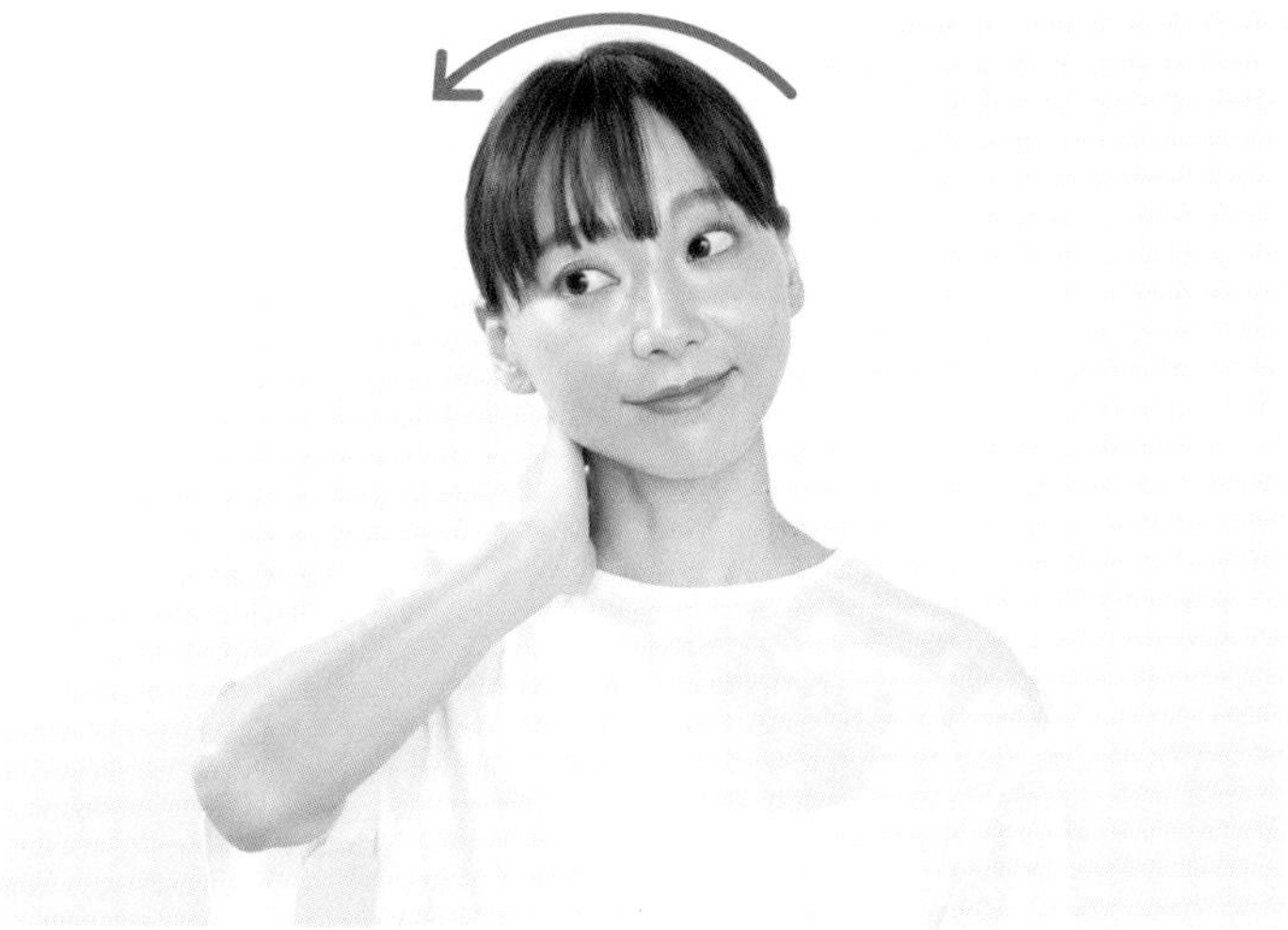

2

このとき首を少し曲げて、手を挟むようにすると、自重で指が入っていきます。

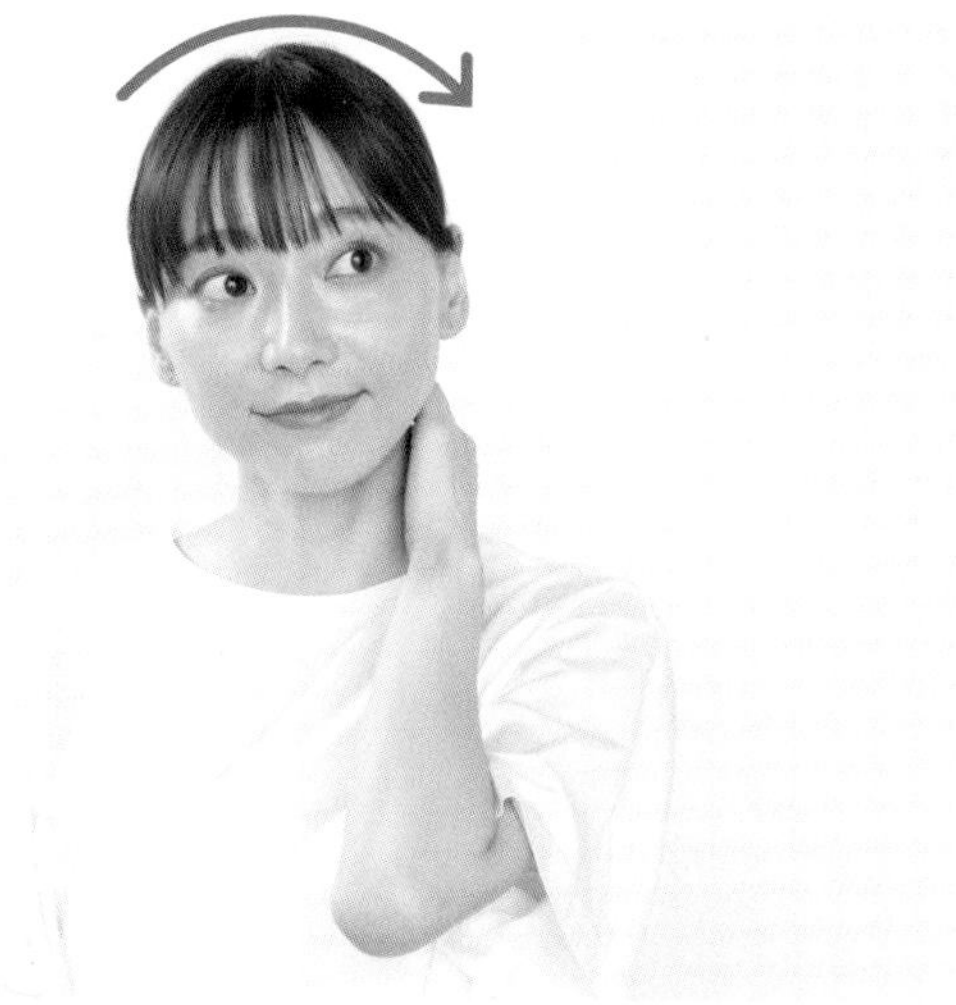

3

反対側も同様の方法で行います。

手技 9

車の中で、待っているとき

あごぐいぐい

人を待っているときなど、車の中でできる〝ながら〟マッサージ。あごの先をつまむように親指でマッサージします。

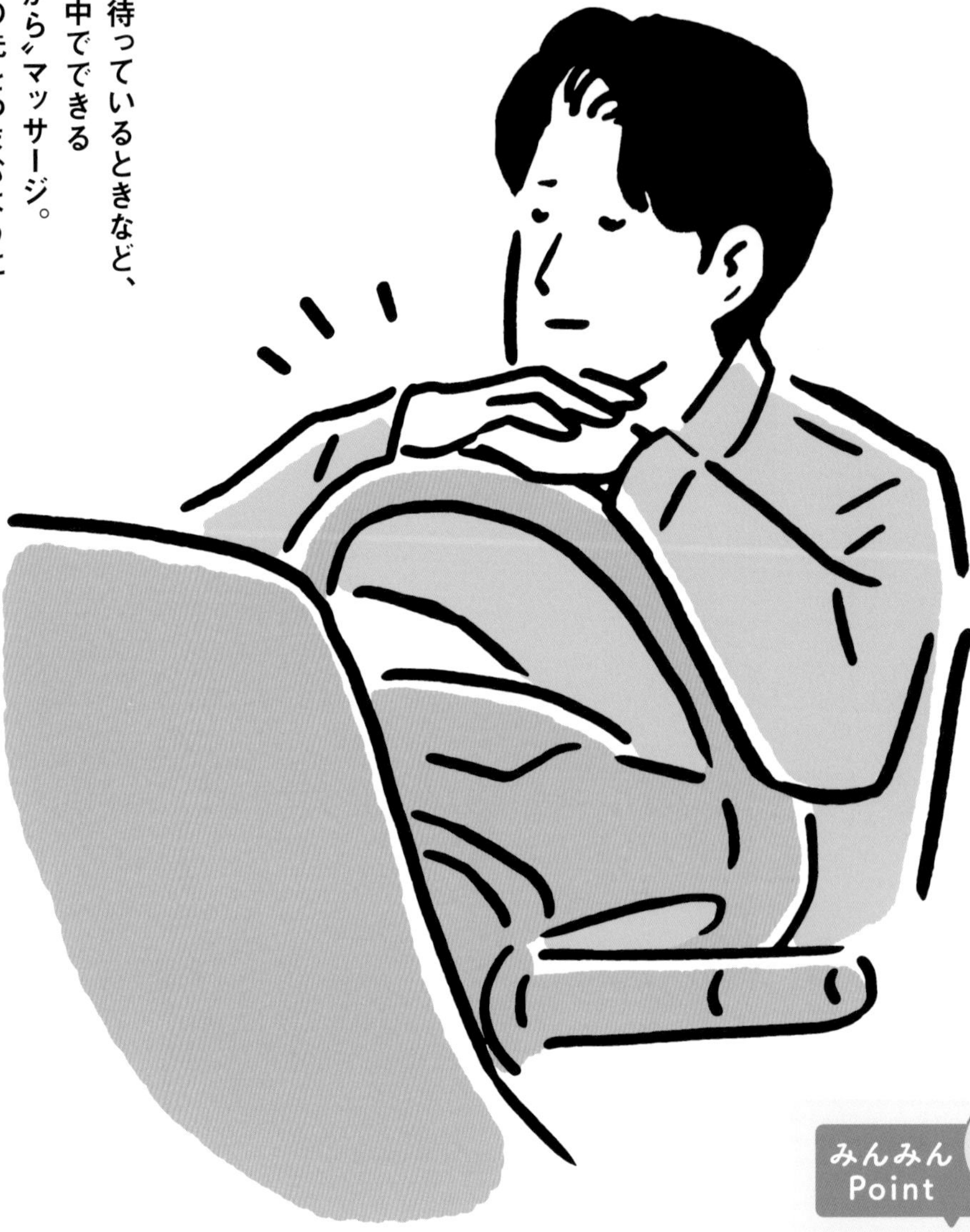

みんみん Point

あごの下の骨のくぼみ「上廉泉《じょうれんせん》」を刺激すると、唾液がジワッと出てきます。唾液の分泌が促されることで、口臭予防も期待できます。

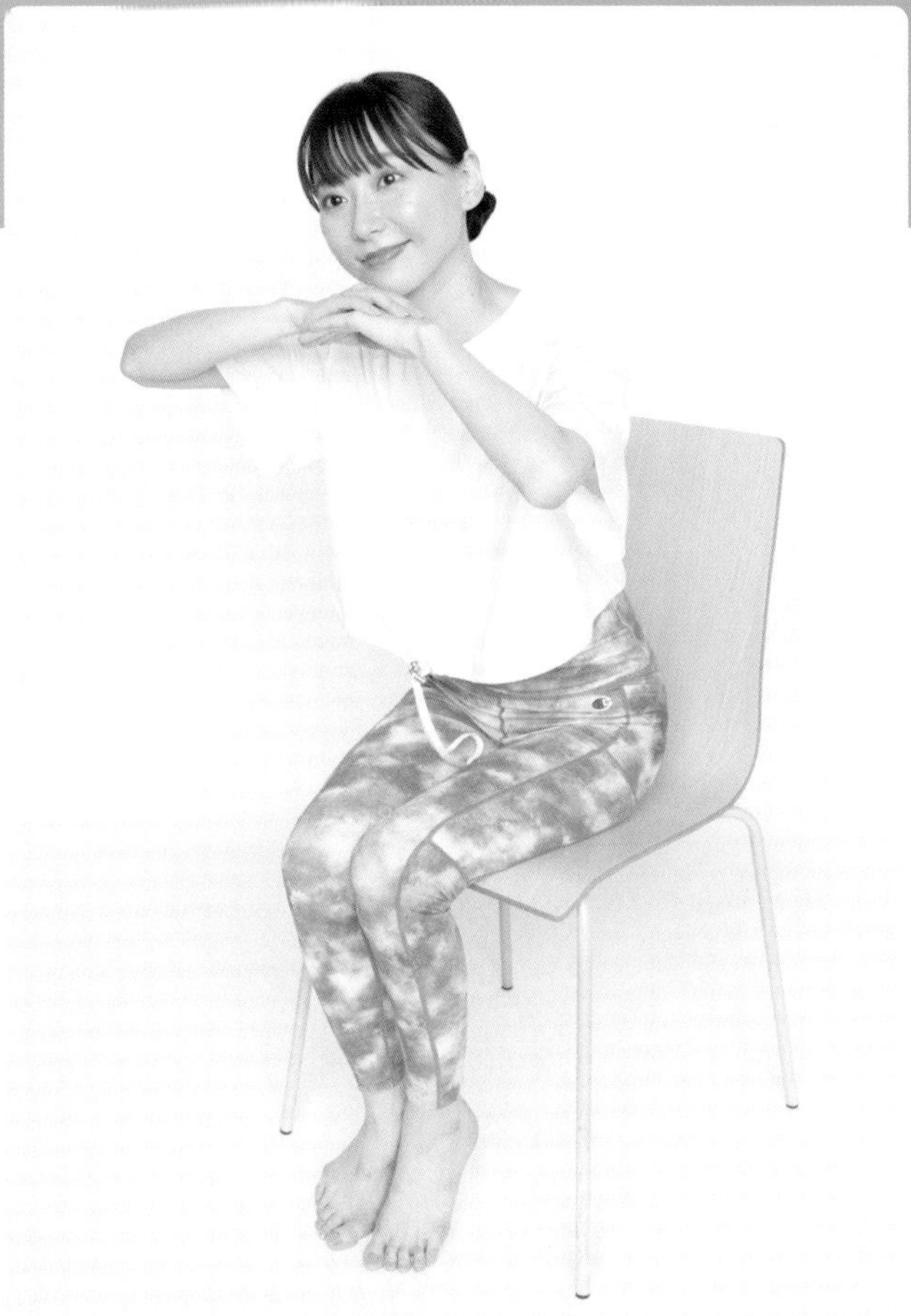

1

手をハンドルにのせて、その上に顔を置き、脱力します。

2

人差し指の腹と親指であごのくぼみ「上廉泉」を押し込むようにマッサージします。

Check!

上廉泉《じょうれんせん》

小顔効果も期待できるツボとも言われていて、あごのたるみを解消し、二重あご予防にもなります。

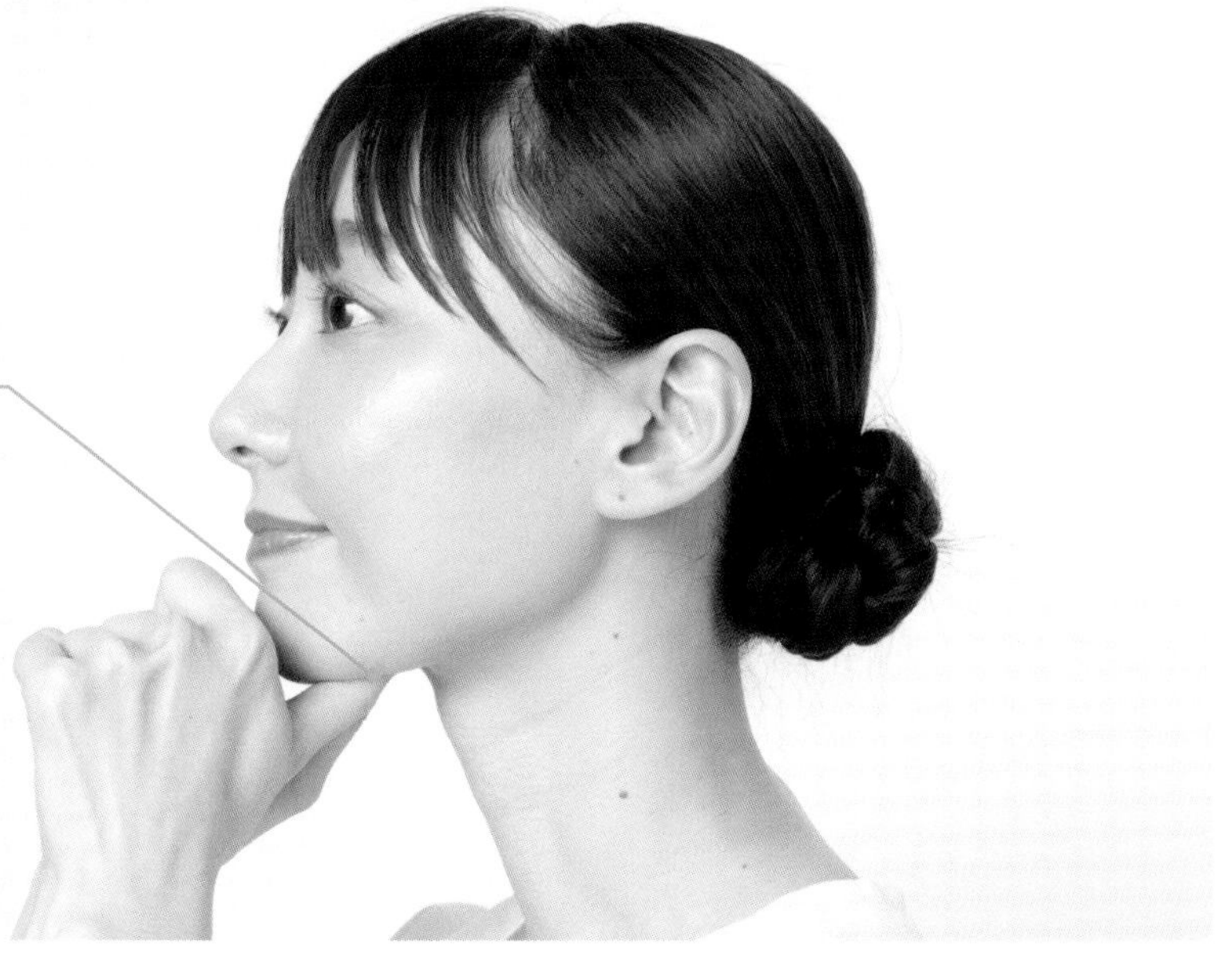

パソコンの作業をしながら❶

考えごと風こめかみほぐし

会議の合間や
ちょっとした休憩のときに
さりげなく頭をほぐす方法。
少しでもリラックスすることが
仕事の秘訣です。

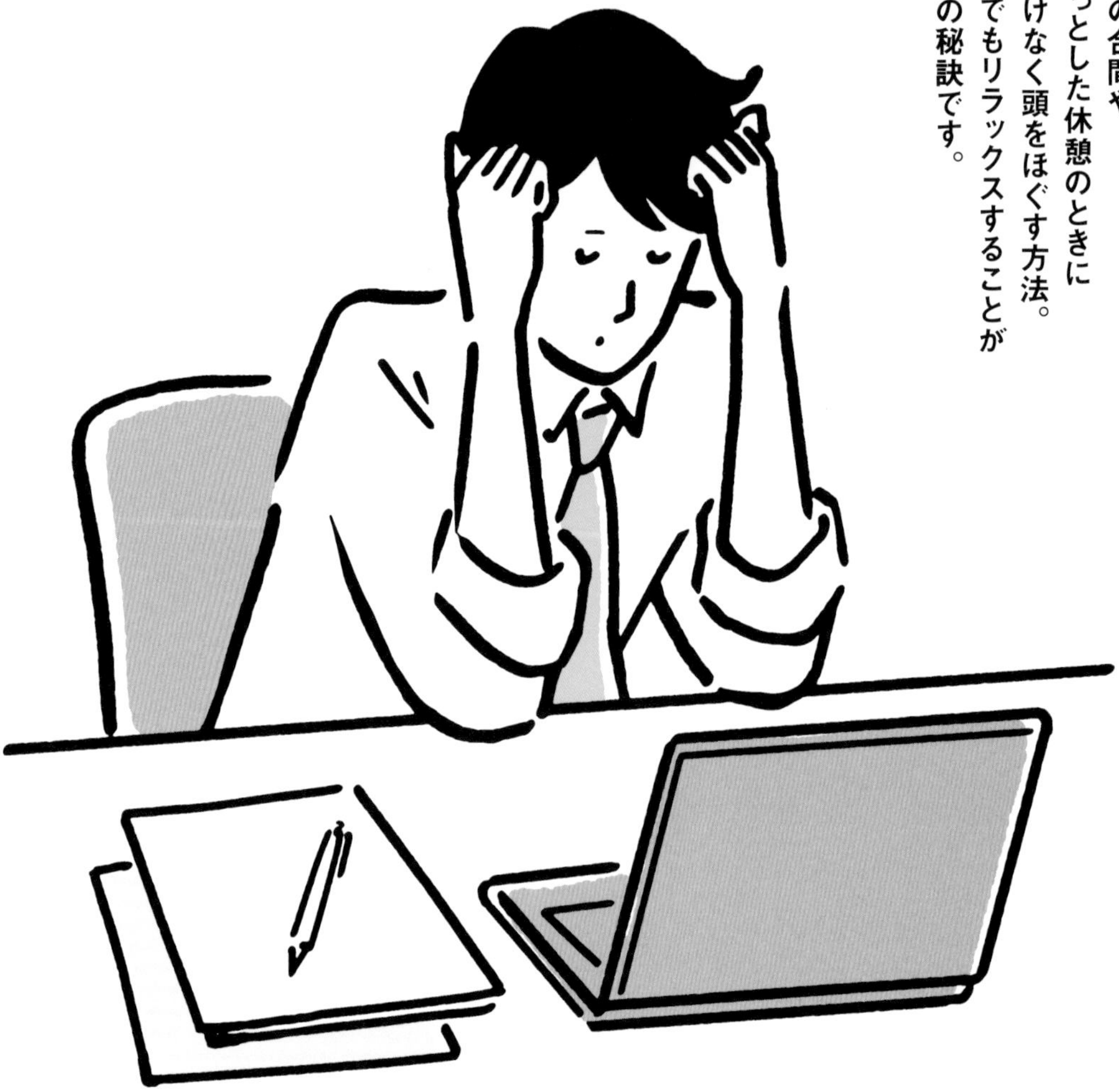

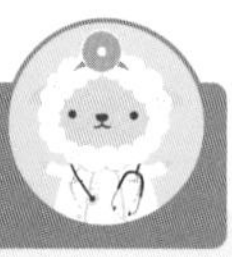

みんみん Point

頭にある3つの筋肉「側頭筋」「前頭筋」「後頭筋」（P13参照）。この3つを支える「帽状腱膜」を緩めることで、血行が改善し、副交感神経の働きを高めることができます。ほぐしてリラックス。適度にさぼりましょう。

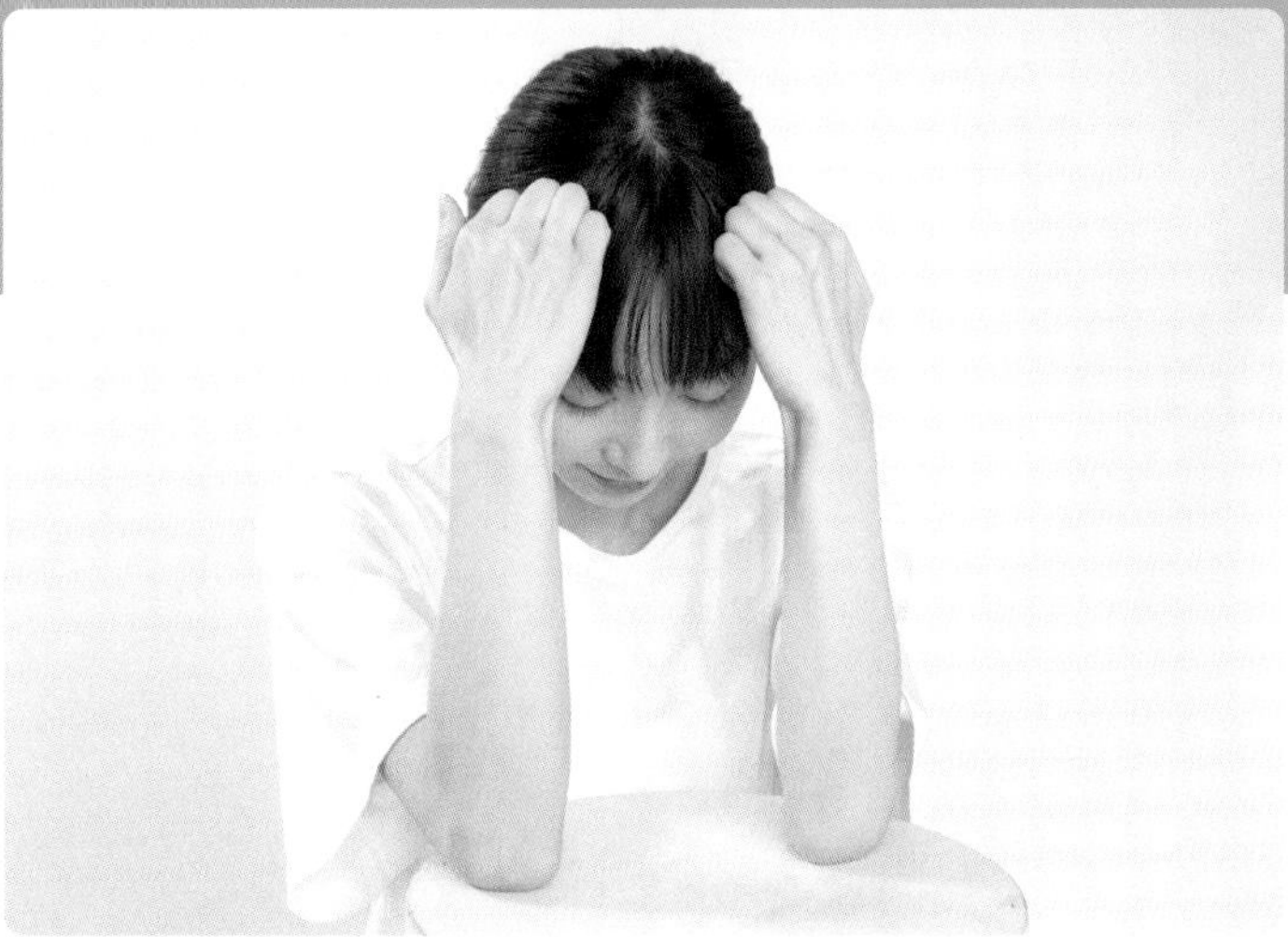

1

両肘を机の上につき、猫の手（P23参照）で、前髪の生え際に這わせます。

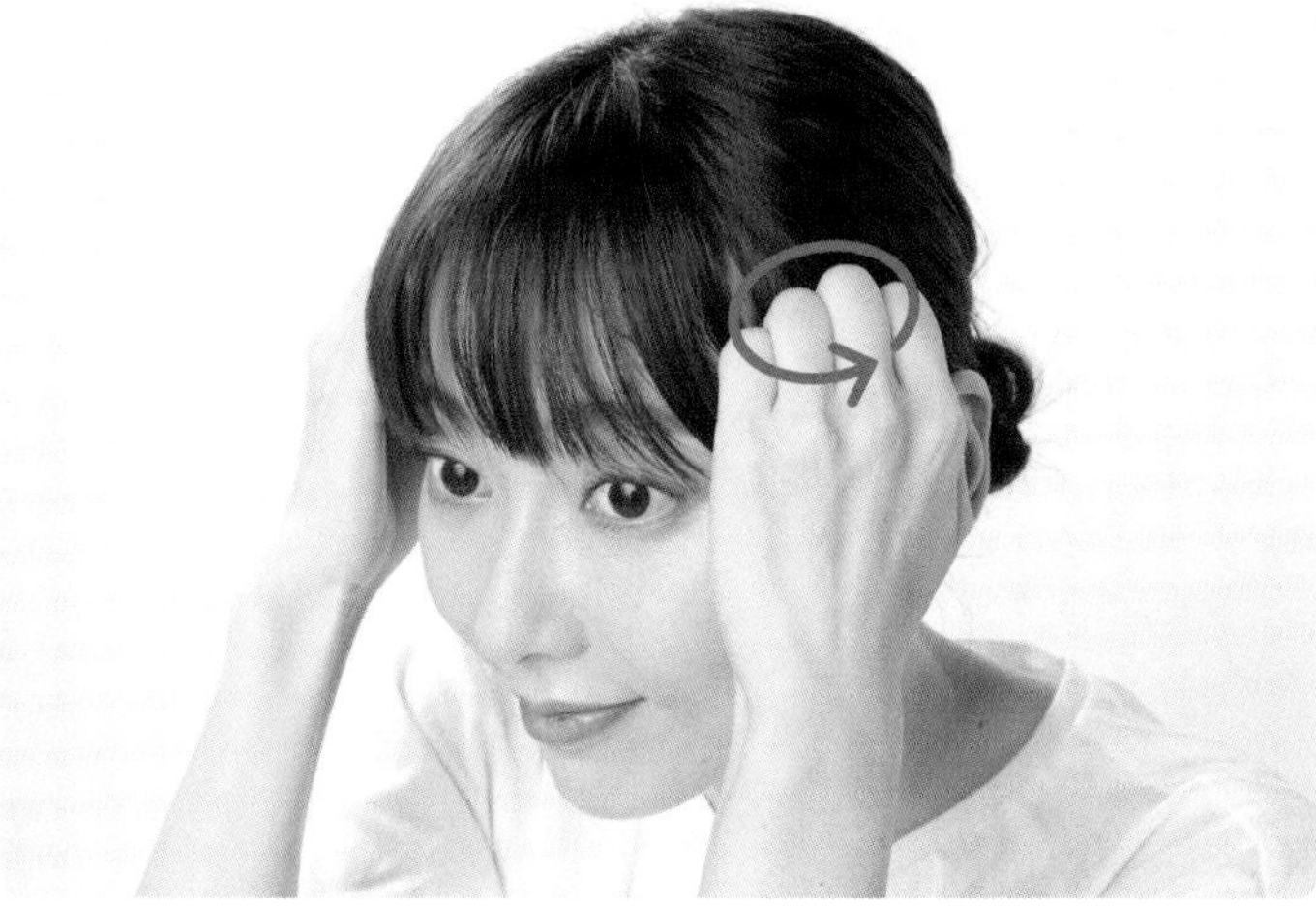

2

頭皮を回すように側頭筋を優しくマッサージします。

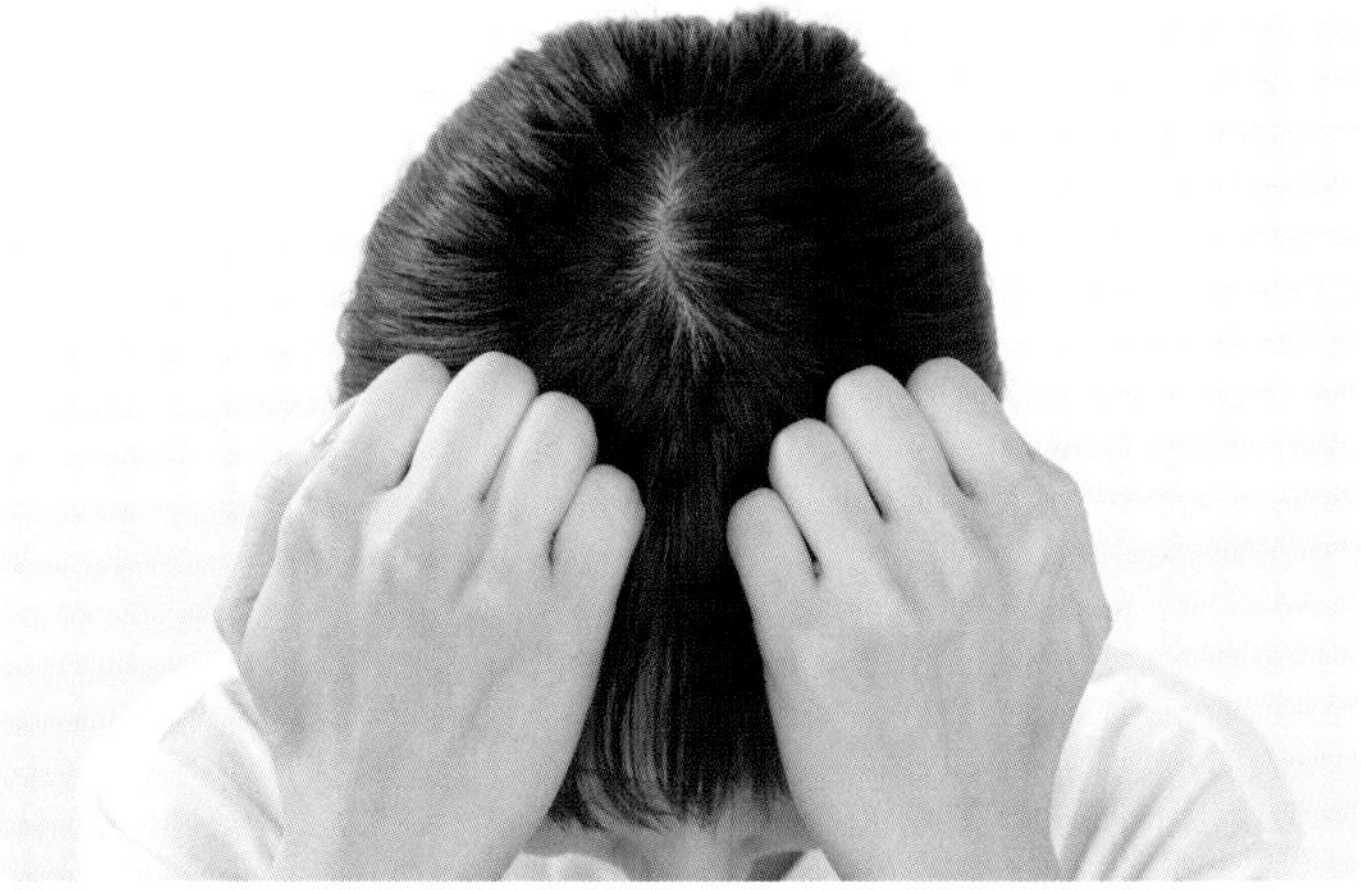

3

額の付近も同様に、生え際あたりをマッサージします。

Column

ヘトヘトでもできる〝ながら〟休みのアドバイス

ヘトヘトレベル1 20分だけ昼寝をする

本当に忙しくて全然寝る暇もない！みたいな状況ありますよね。20分だけ時間をとってみてください。コーヒー（カフェイン）を飲んで、20分だけお昼寝をすると、深い睡眠がとれて、めちゃくちゃ頭がスッキリします。寝るときは、横にはなりません。机に突っ伏すだけが、一番効果的なんです。体を横にしてしまうと、体がオフモードに入ってしまうので、だるくなってしまうんです。そして、どうしてカフェインを摂取するかというと、カフェインを摂取して、体に効果が現れるのは、20分後と言われています。つまり、お昼寝して、起きたときには、カフェインの効果もあり、頭がスッキリするというわけなんです。瞬間的に休息をとり、頭をスッキリさせたいときは、この方法がおすすめです。

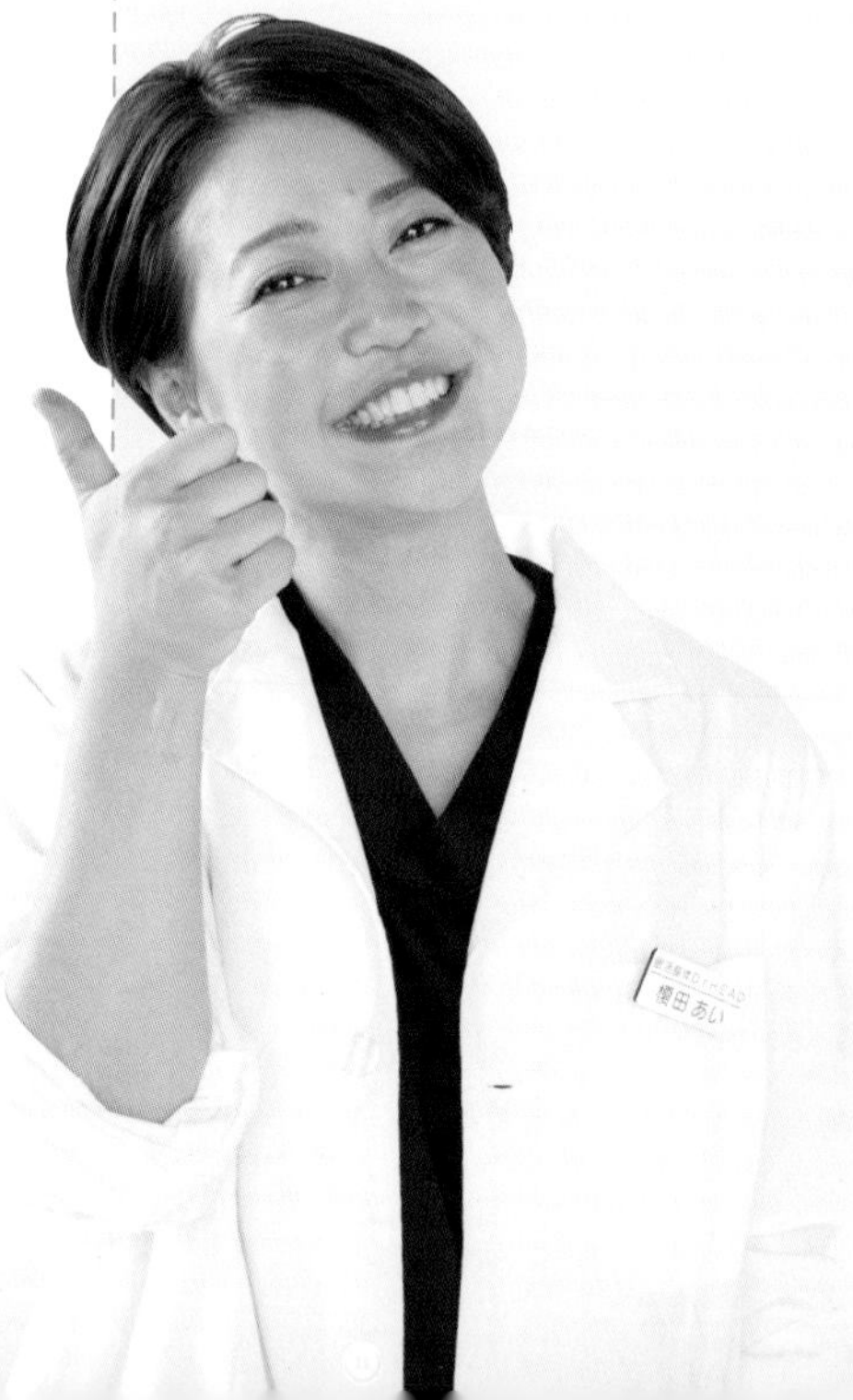

ヘトヘトレベル2

トイレでひとり小休憩

昼寝の時間もとれないとき、ありますよね。私もお客さんを相手にする仕事なので、なかなか休めません。そんなときは、ひとりになれる時間を探します。私の場合は、トイレなんです。トイレにいるときは、誰にも邪魔されません。このわずかな時間でも休むということを意識すれば、体はかなり軽くなるんです。これが究極の〝ながら〟休みかも（笑）。他にもお風呂に入るとき、お茶を飲んでいるとき。ちょっとリフレッシュする時間で休むことを意識してみてください。

規則正しい生活がパフォーマンス維持のコツ

ちなみに、私は毎日、8時間仕事に関することをして、8時間別のことをして、7時間は絶対に寝ると決めて生活しています。規則正しい生活をすることで、毎日のパフォーマンスを維持できるように努力しています。これが、毎日元気に過ごす最大のコツ。しかし、忙しすぎて、その習慣が崩れることもたまにはあります。そんなときは、紹介した方法でリフレッシュしながら、生き抜いているのです！

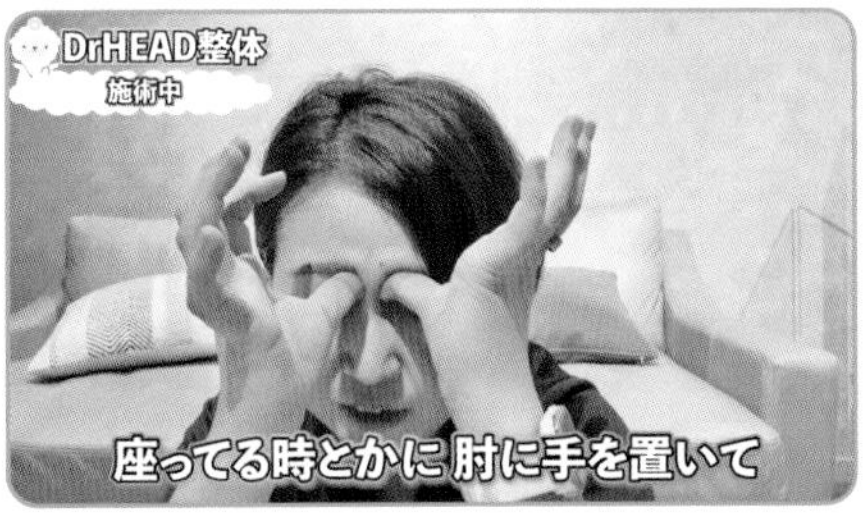
DrHEAD整体
施術中
座ってる時とかに肘に手を置いて

トイレでひとり小休憩するときは、便座に座り、目頭と眉毛の間のくぼみに両親指を当て、頭の重さだけで30秒押すとスッキリ。

部屋でゴロゴロしているとき

後頭部リラックスもみ

家でゴロゴロしているとき。
このときが一番リラックスしている瞬間ですよね。
そういうときのマッサージが一番効くんですよ。

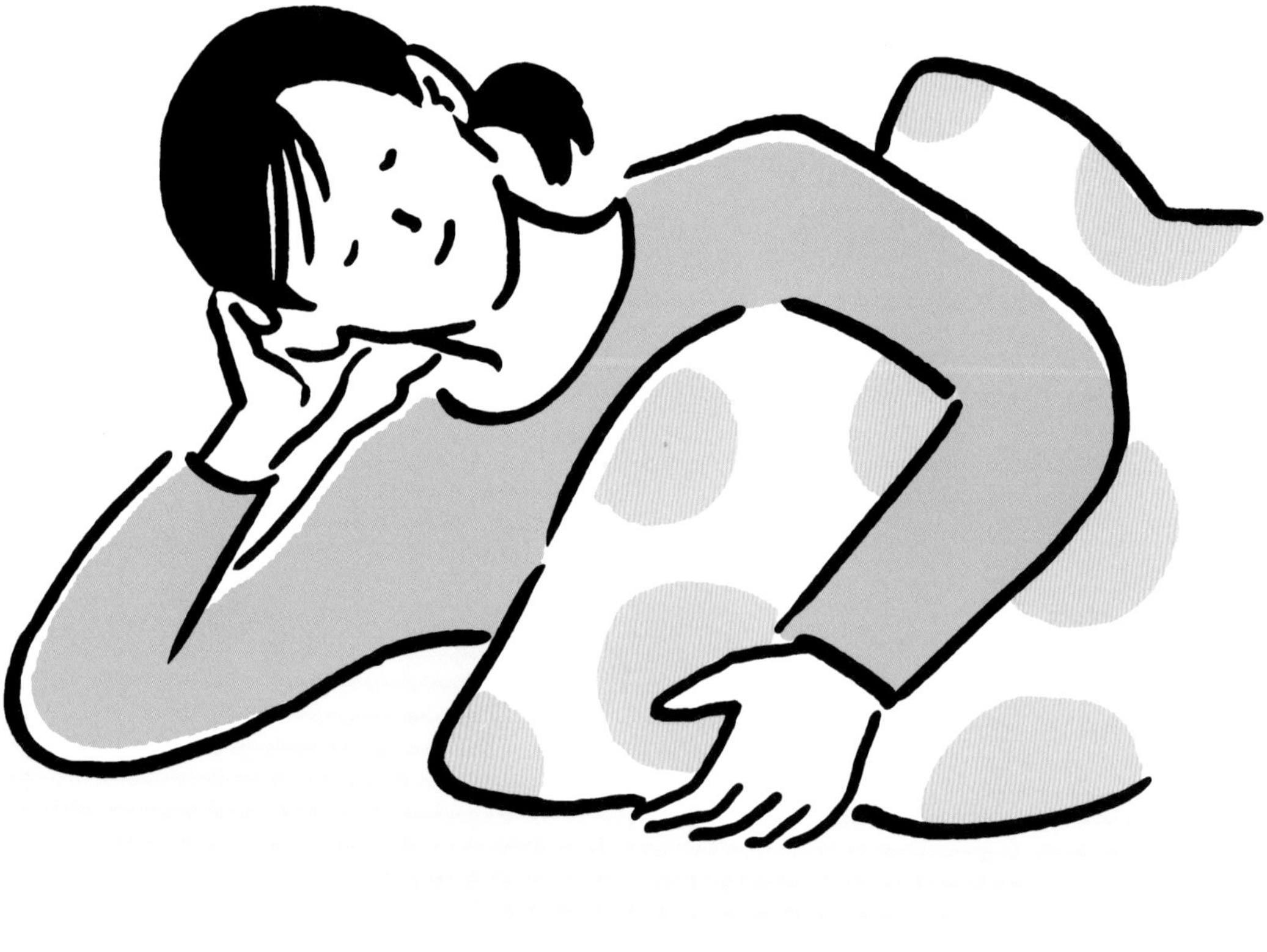

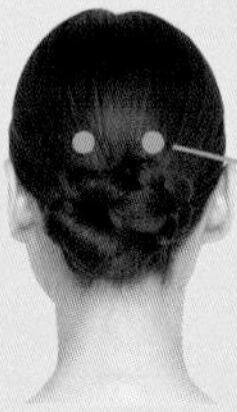

Check!

玉枕《ぎょくちん》

目の真裏にあるツボ。後頭部の一番でっぱった部分から、左右に小指2本ほど外側にあるへこんだところ。つらい眼精疲労、かすみ目などに効果的。家でダラダラしながらついでに目も労わりましょう。

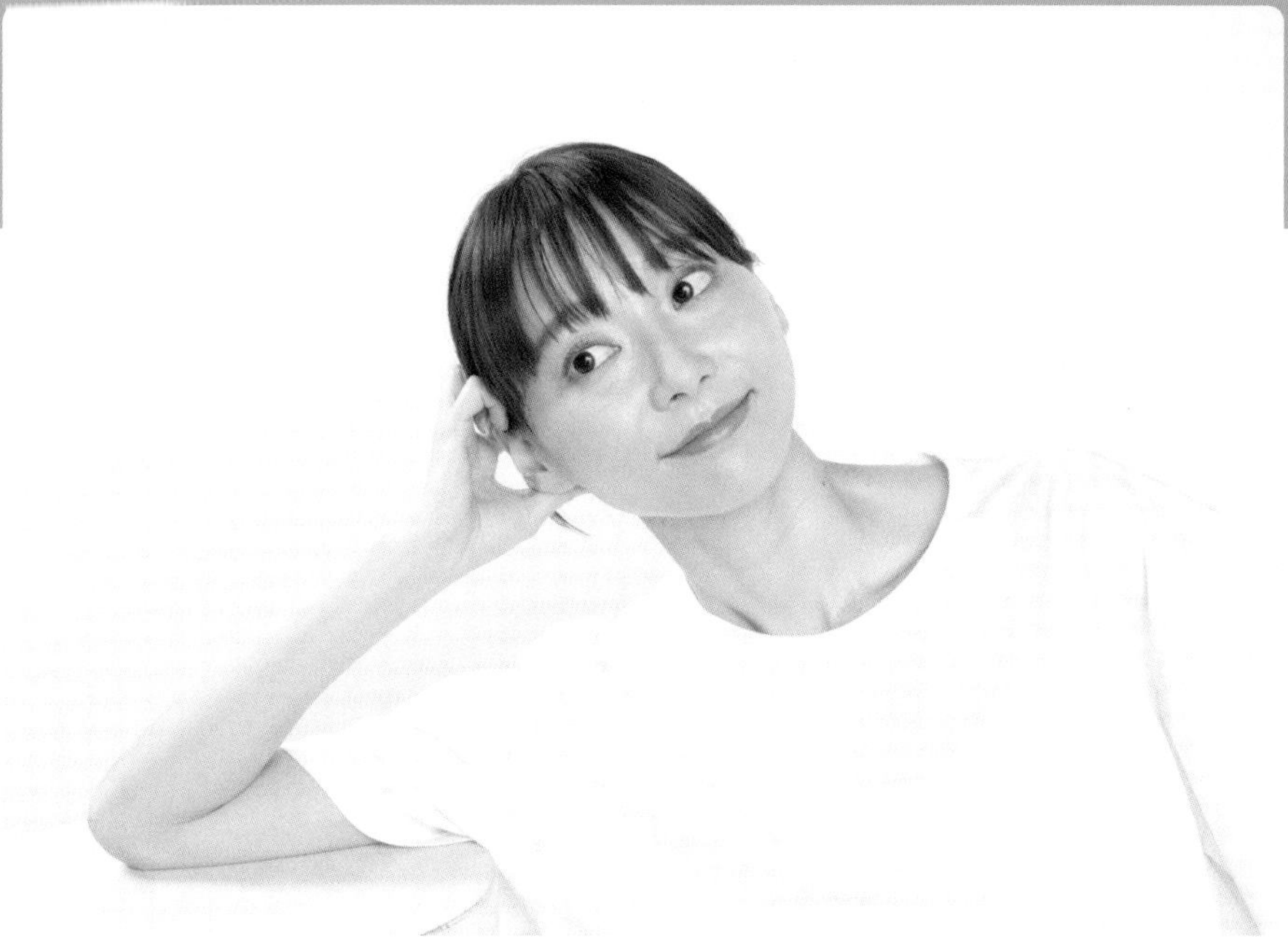

1 猫の手（P23参照）で、立て肘をつき、手で骨を感じるくらいの圧をかける。

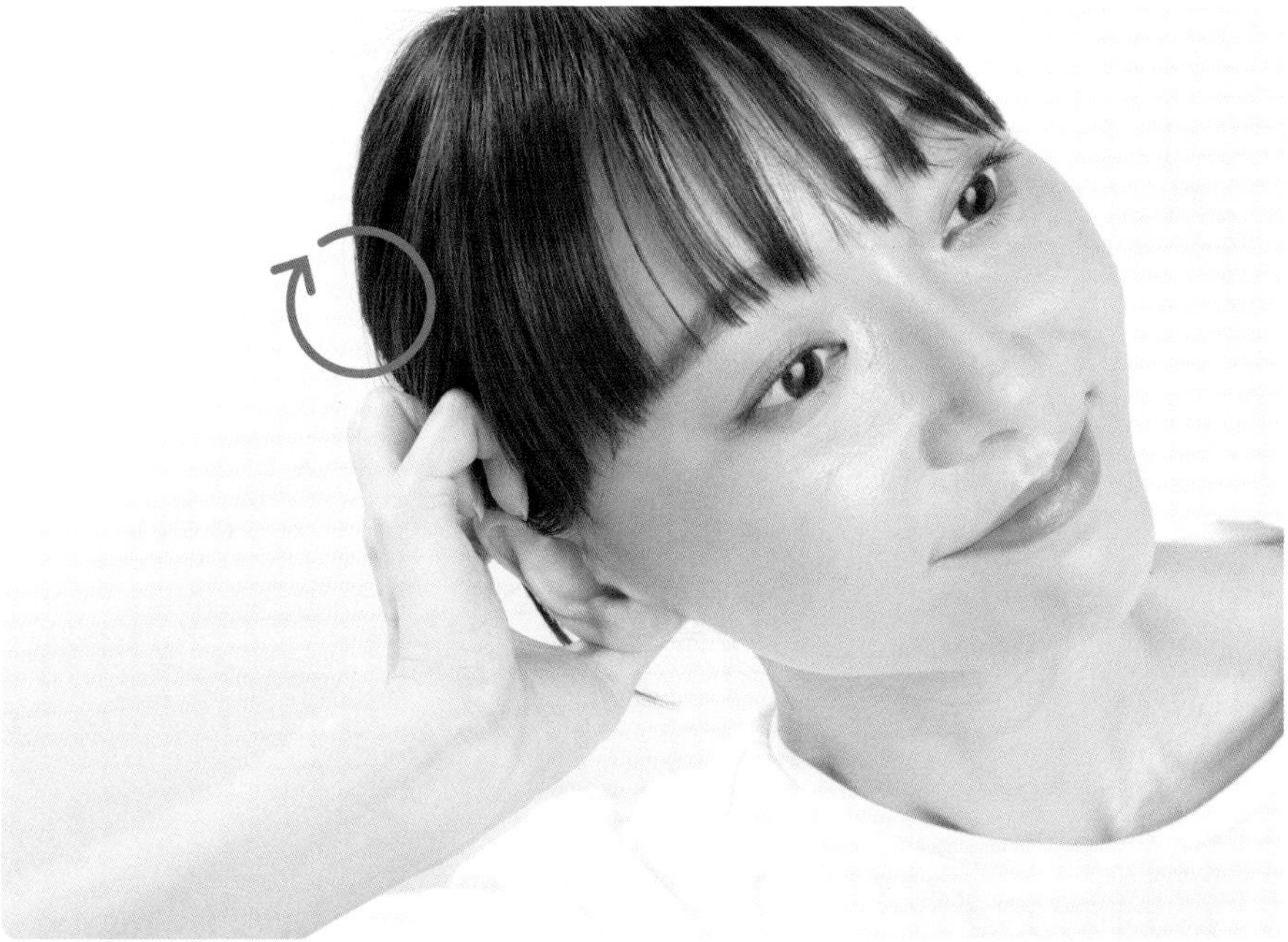

2 頭皮をやわらかくするイメージで、指の面を使って回すようにマッサージします。

手技12

家でテレビを見ているとき❶

側頭筋リラックスほぐし

すき間時間を利用して、
マッサージできちゃうのが、
〝ながら〟セルフケアの真髄。
テレビや映画を見ながら、
ほぐしましょう。

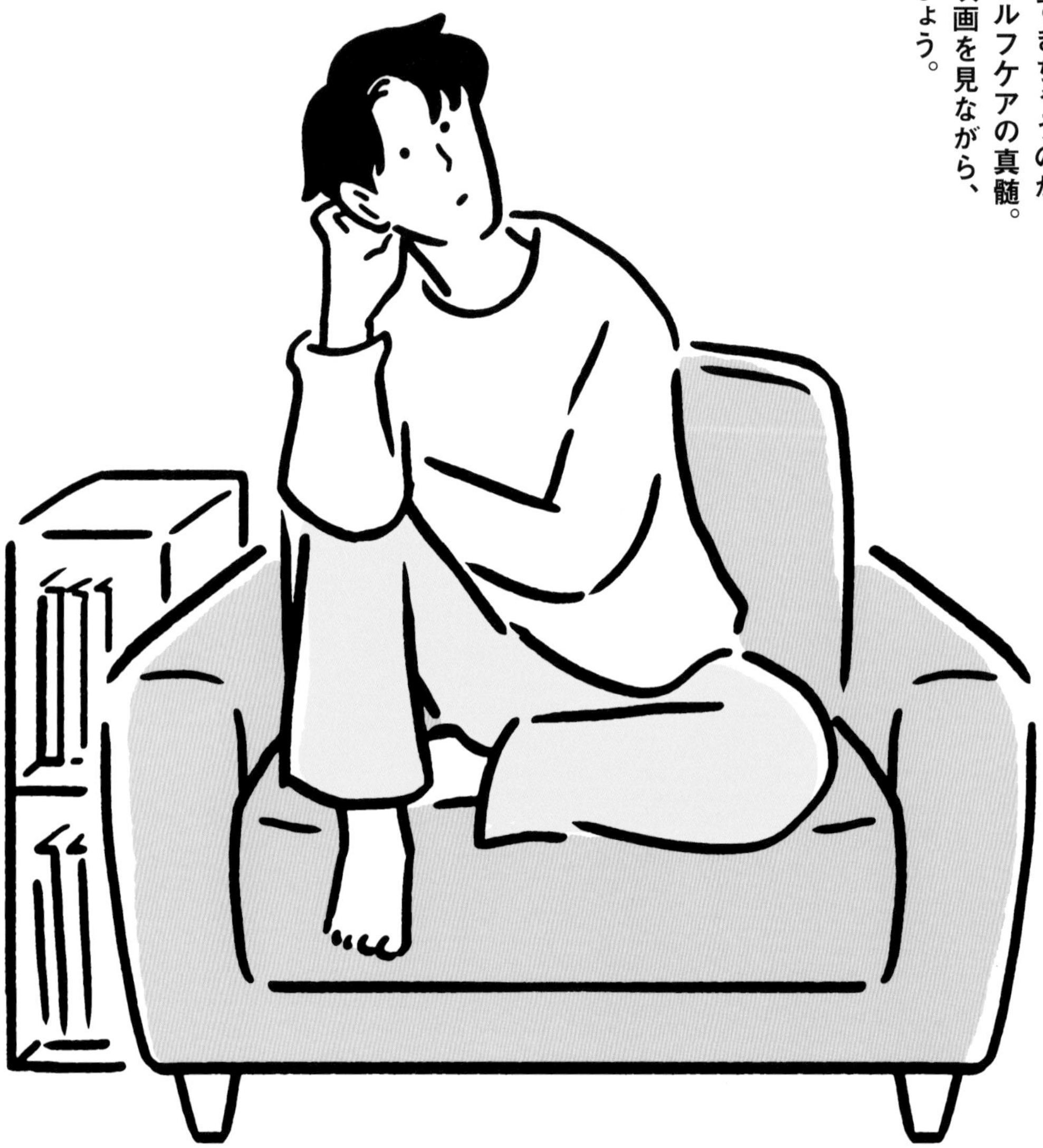

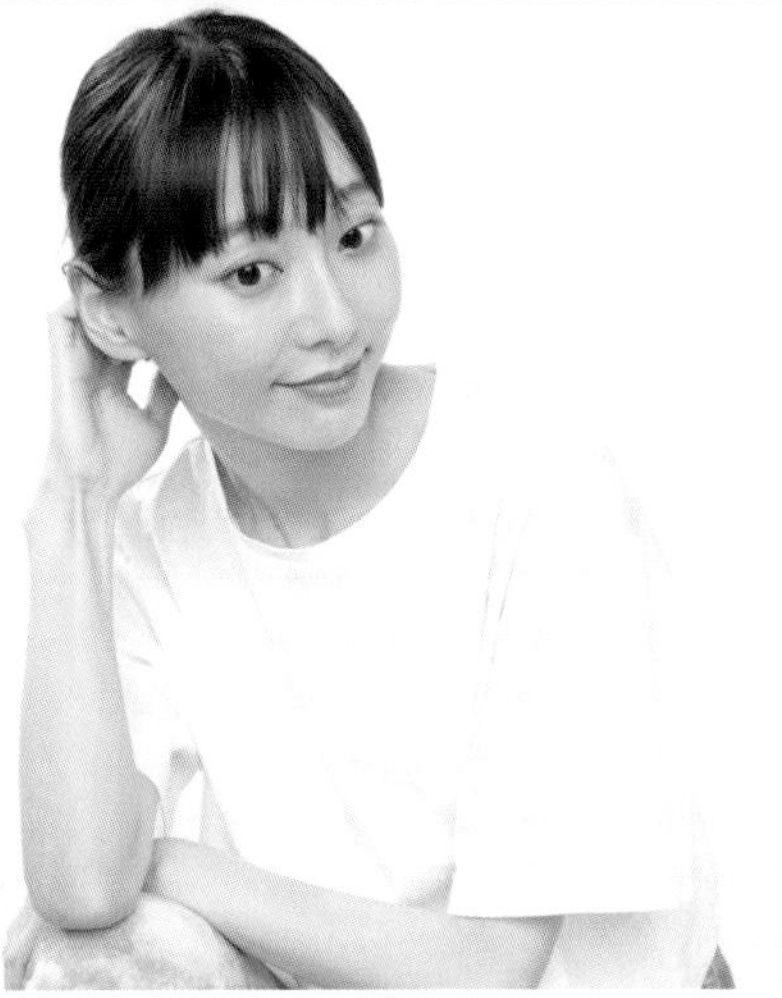

1

耳の後ろを猫の手（P23参照）で、優しくマッサージします。

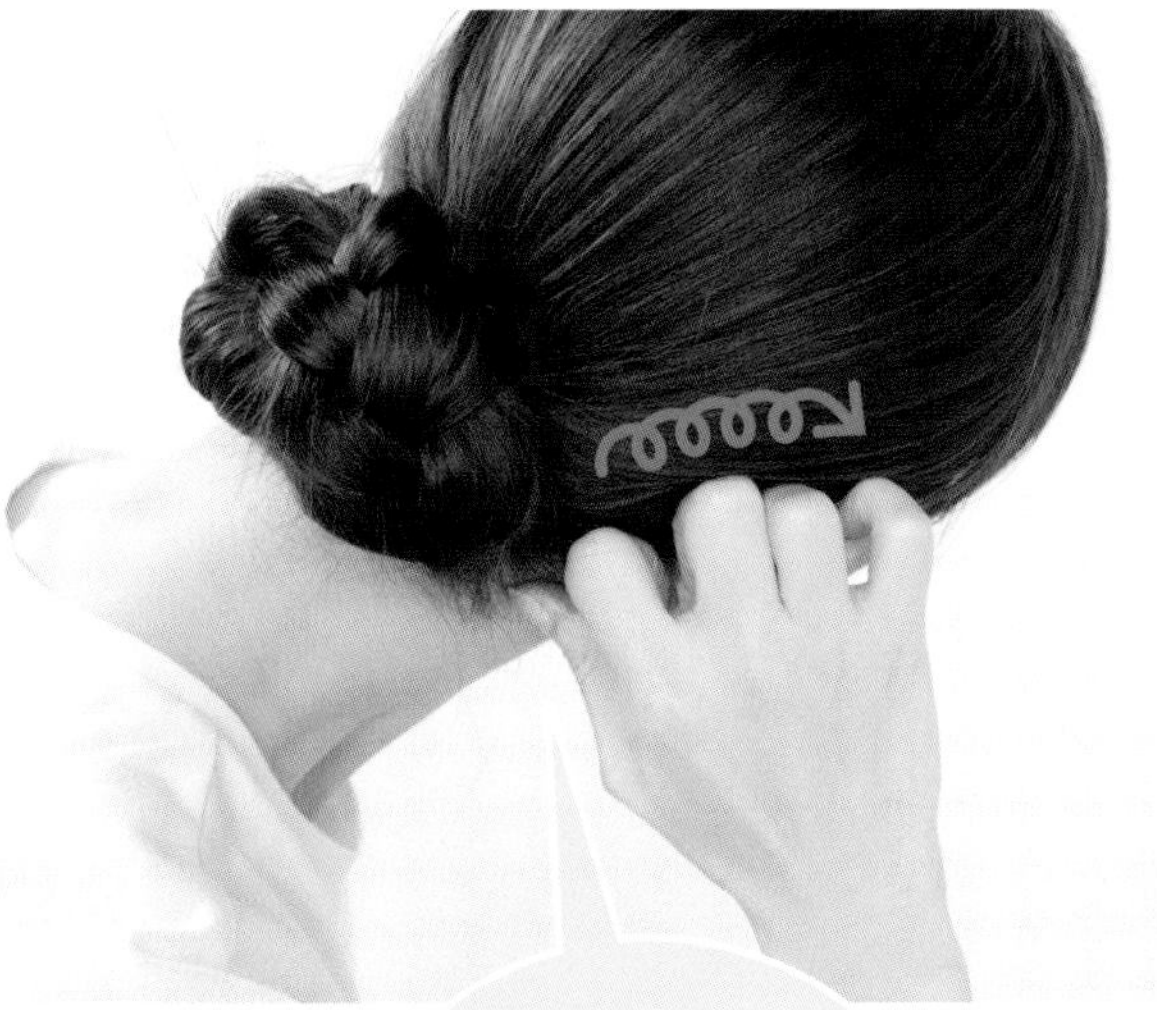

2

第一関節の面で、側頭筋の頭皮を優しく回すようにほぐしていきます。

Check!

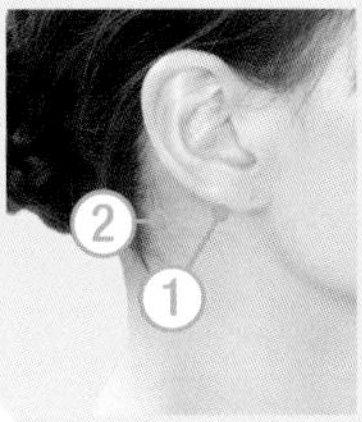

耳の後ろのツボにも注目。①えい風《ふう》は耳鳴りや難聴などに。②完骨《かんこつ》も同様に押してあげることで、自律神経を整え、幸せホルモン「セロトニン」の分泌を安定させてくれます。

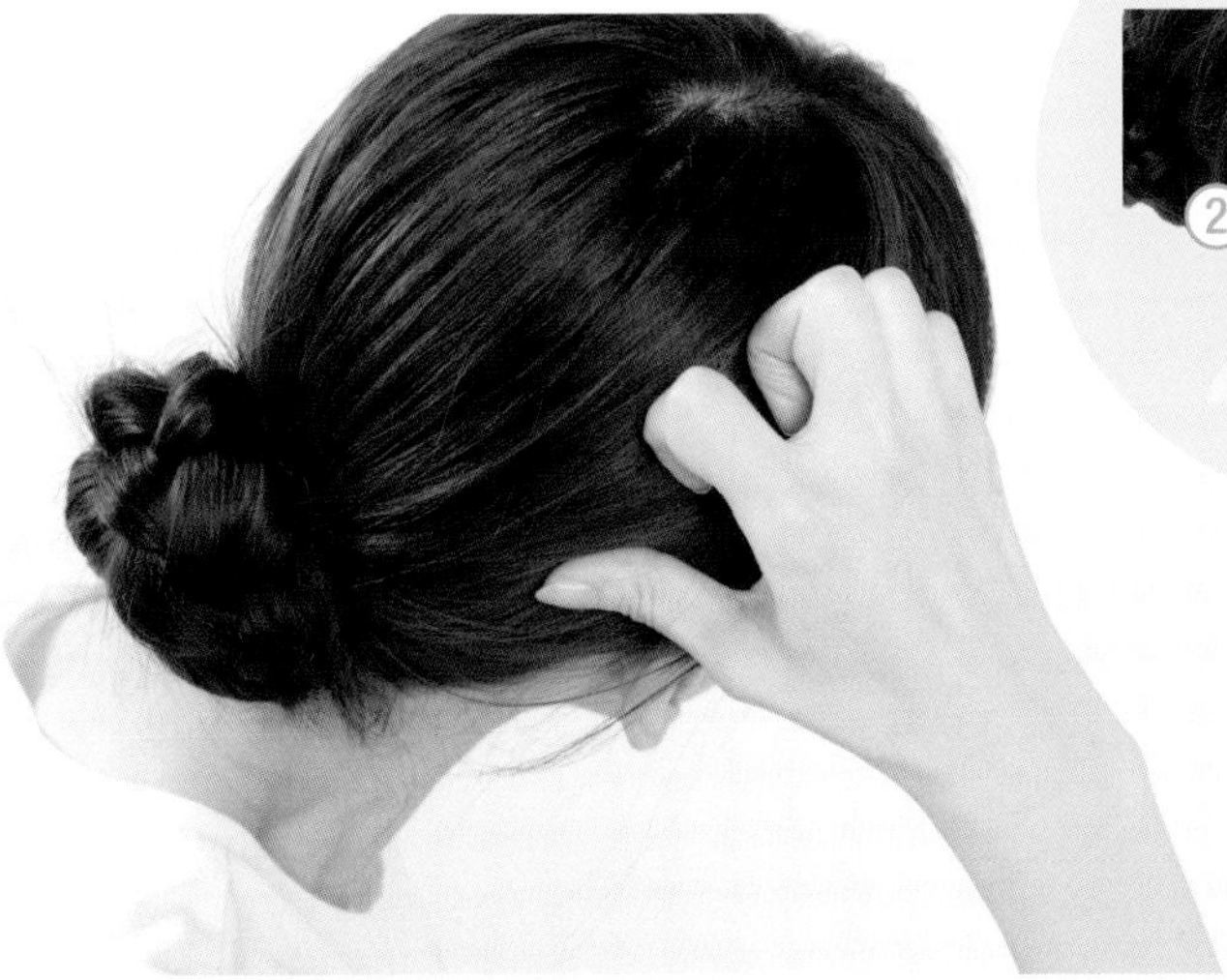

3

時間があれば、そこから徐々に上にマッサージの範囲を広げても◎。

手技13

入浴しながら

頭全体ゆるゆるヘッドスパ

入浴中、頭を洗いながら
ヘッドスパ気分。
ただし、こするのではなく、
優しく頭皮を動かすイメージで。

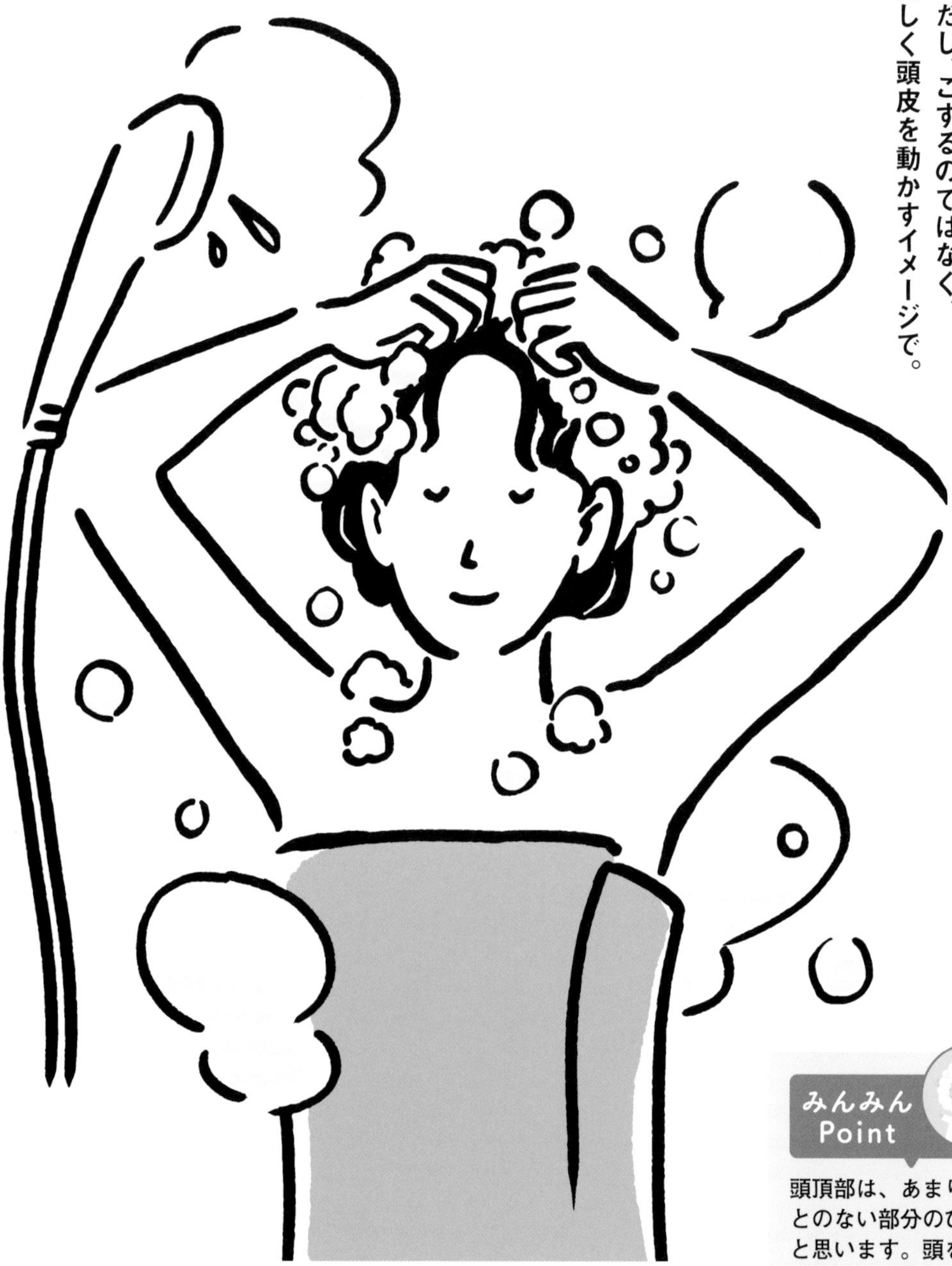

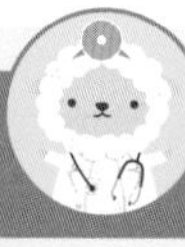

みんみん Point

頭頂部は、あまり触ることのない部分のひとつだと思います。頭を洗うときなど、自然に触れ、ほぐすタイミングを少しでも増やしましょう。

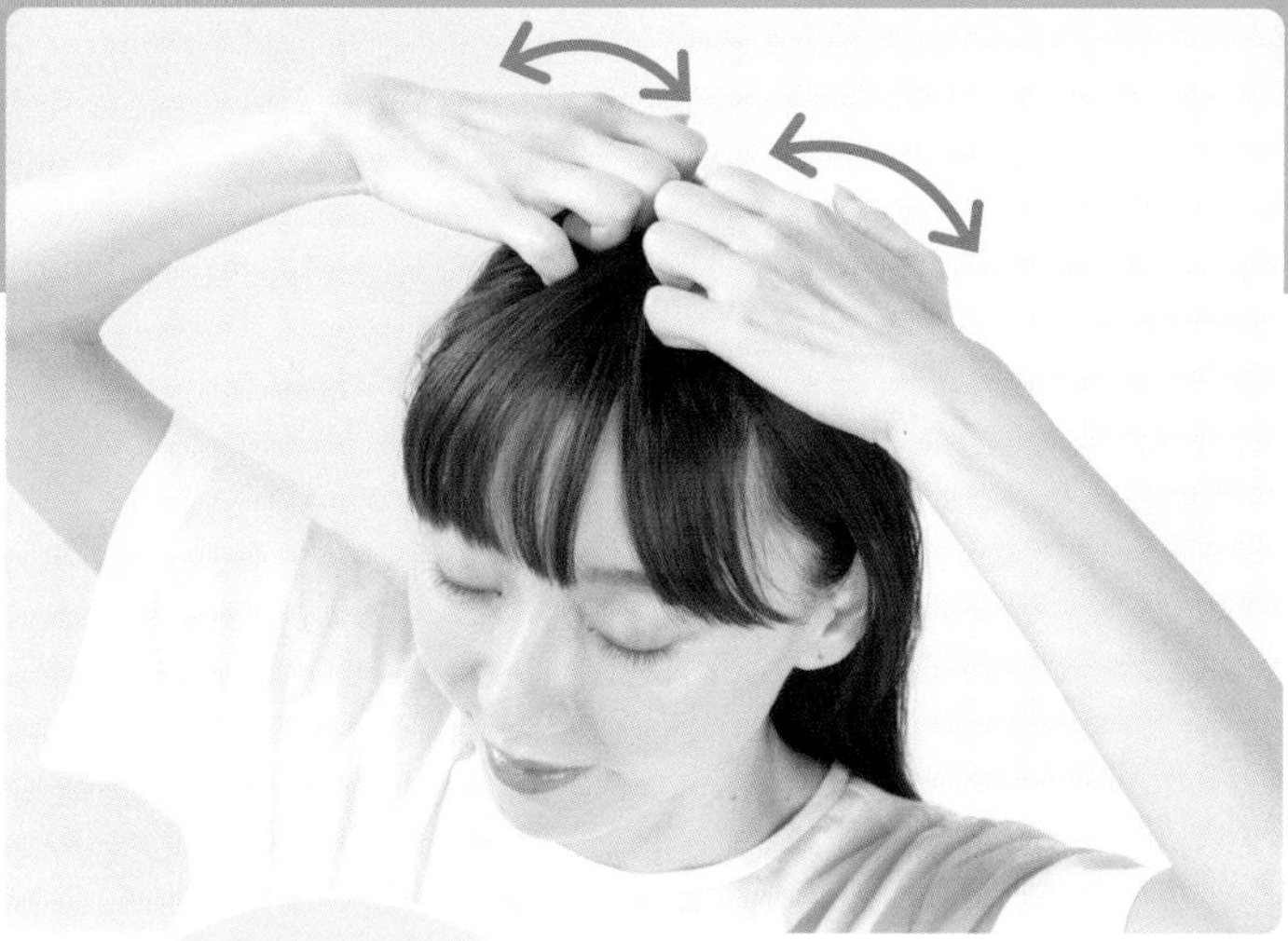

1

猫の手で髪の毛を洗う要領で、頭皮をマッサージします。まずは頭頂部から始めます。

Check!

百会《ひゃくえ》

頭のてっぺんにある、万能のツボ。ストレス、不眠症など悩みの緩和から抜け毛、頭痛、顔のくすみなどの症状にも。

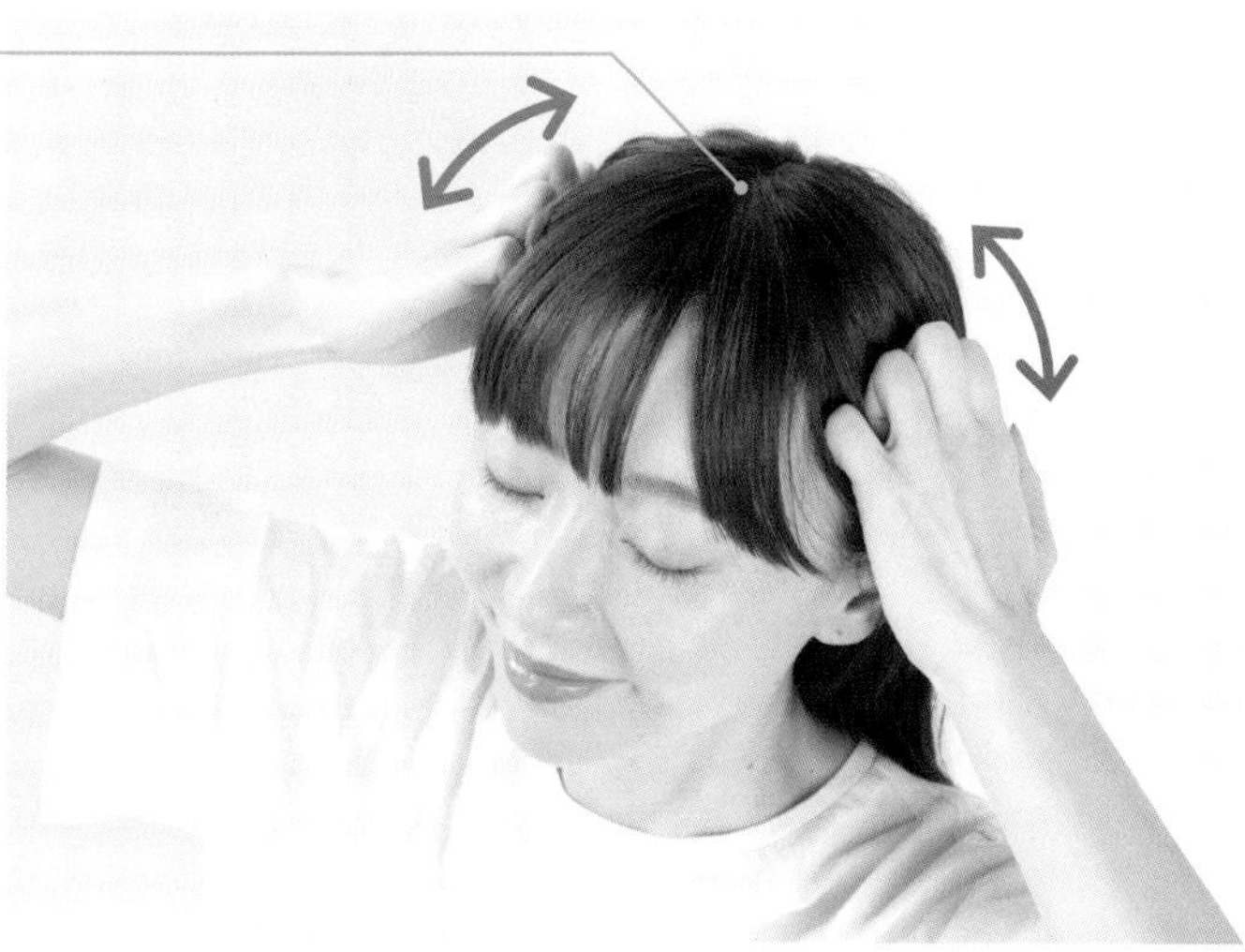

2

徐々に側頭筋まで下げていきます。指先でこするのではなく、指の面で頭皮を動かすイメージで。

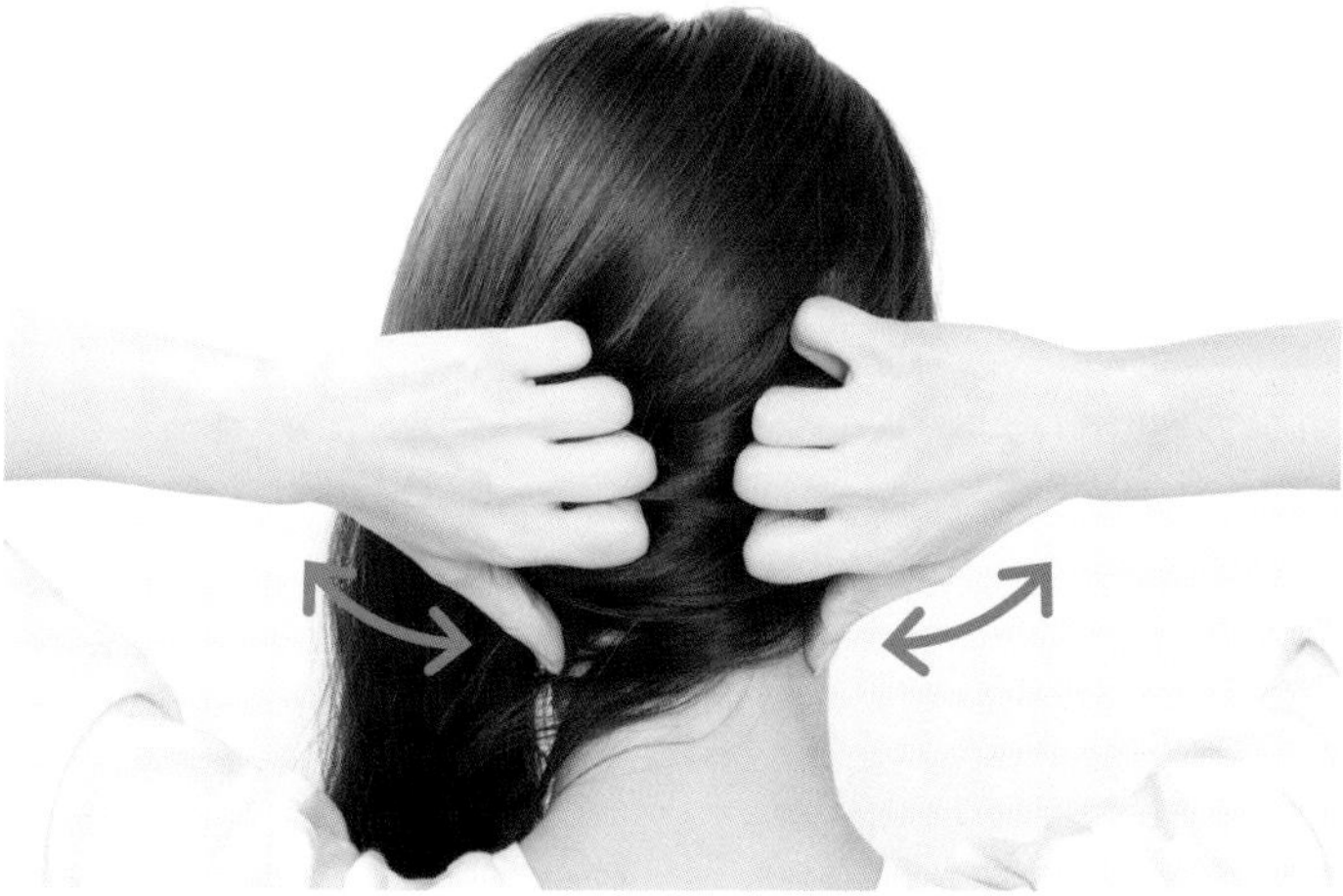

3

後頭部も同様に行います。頭を洗うように、全体をマッサージします。

手技 14

髪を乾かしながら
ドライヤー頭皮ほぐし

髪を乾かしながら鏡で顔を
チェックするように、頭皮の様子も
チェックする時間にしてあげてください。

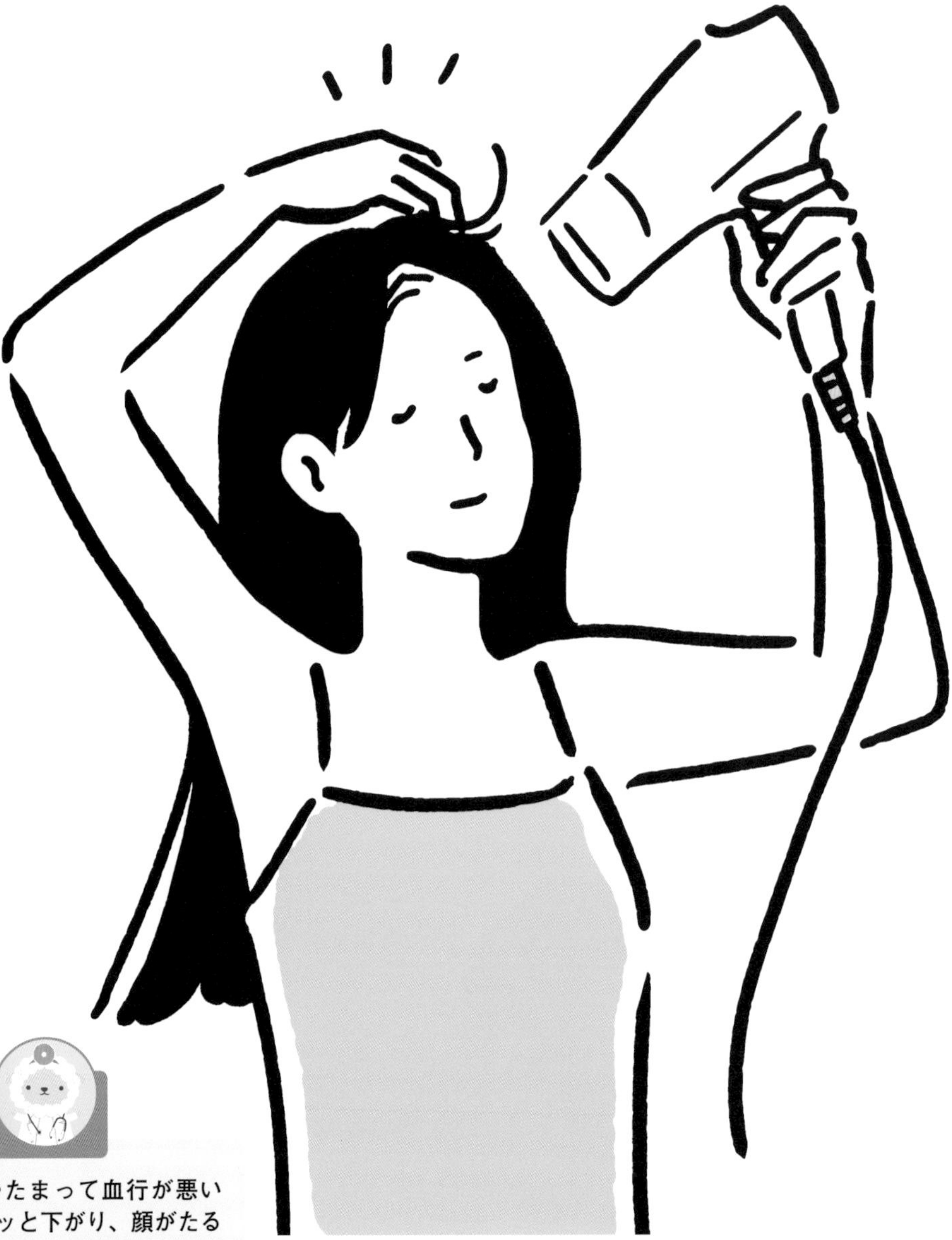

みんみん Point

頭皮がこりかたまって血行が悪いと、肌がモタッと下がり、顔がたるみやすくなります。頭頂部を中心にほぐすことで顔全体の引き上げに繋がるので、やるっきゃないです！

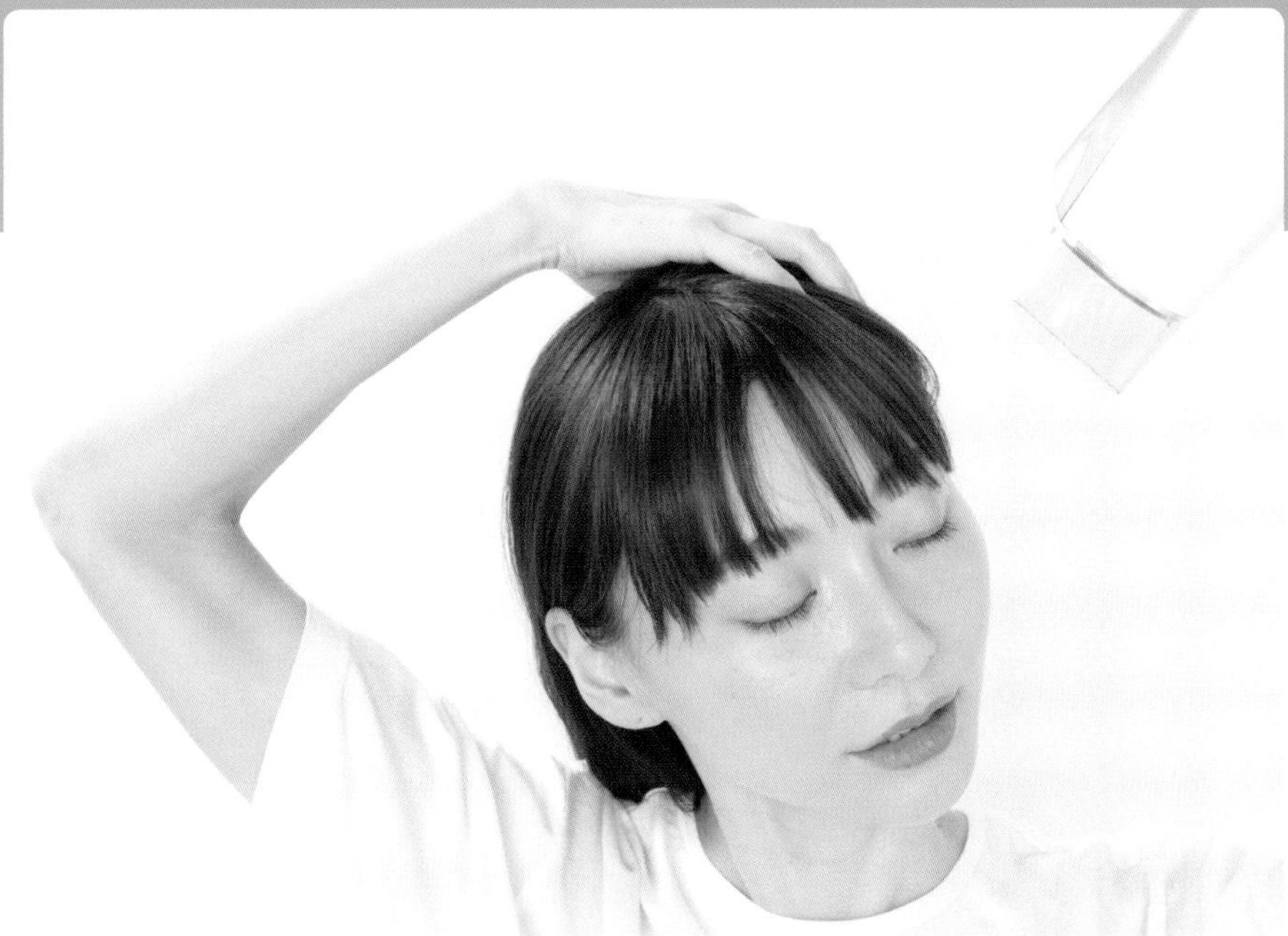

1 手技13と同様に、頭頂部から徐々に始めます。自分がドライヤーを当てているところに指先を立てて、側頭筋から帽状腱膜にかけて、指の腹で頭皮を撫でるようにほぐしていきます。

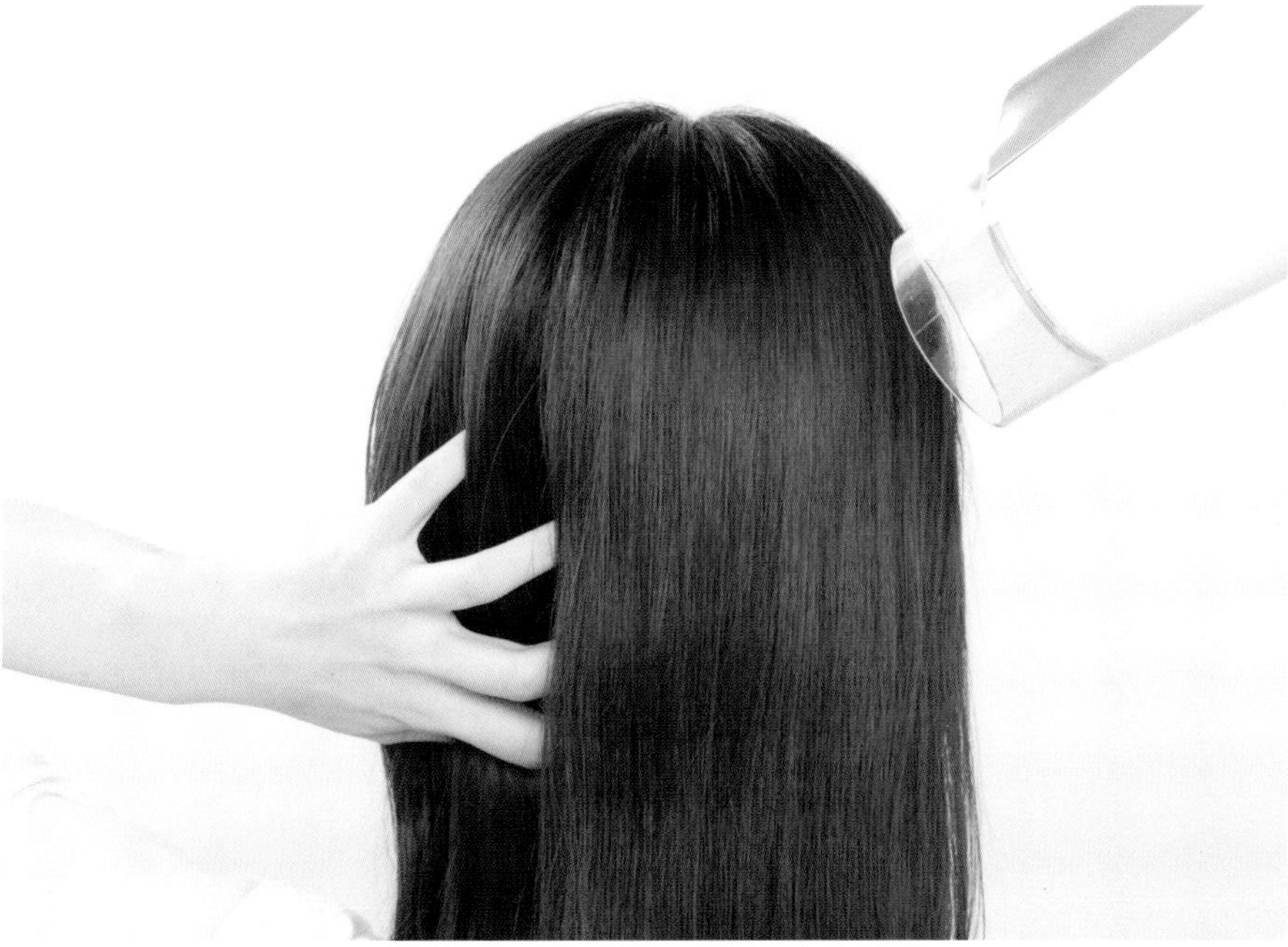

2 後頭部も同様に、頭皮を動かすようにゆっくりほぐします。マッサージをするときは、口が開いちゃうくらい脱力しながらやりましょう。

手技15

寝る とき

安眠ぐぐーっと指圧

**後頭筋をやわらかくすることは、快眠へと繋がります。
お風呂上がり、やることも全て終わって
リラックスした状態で始めましょう。**

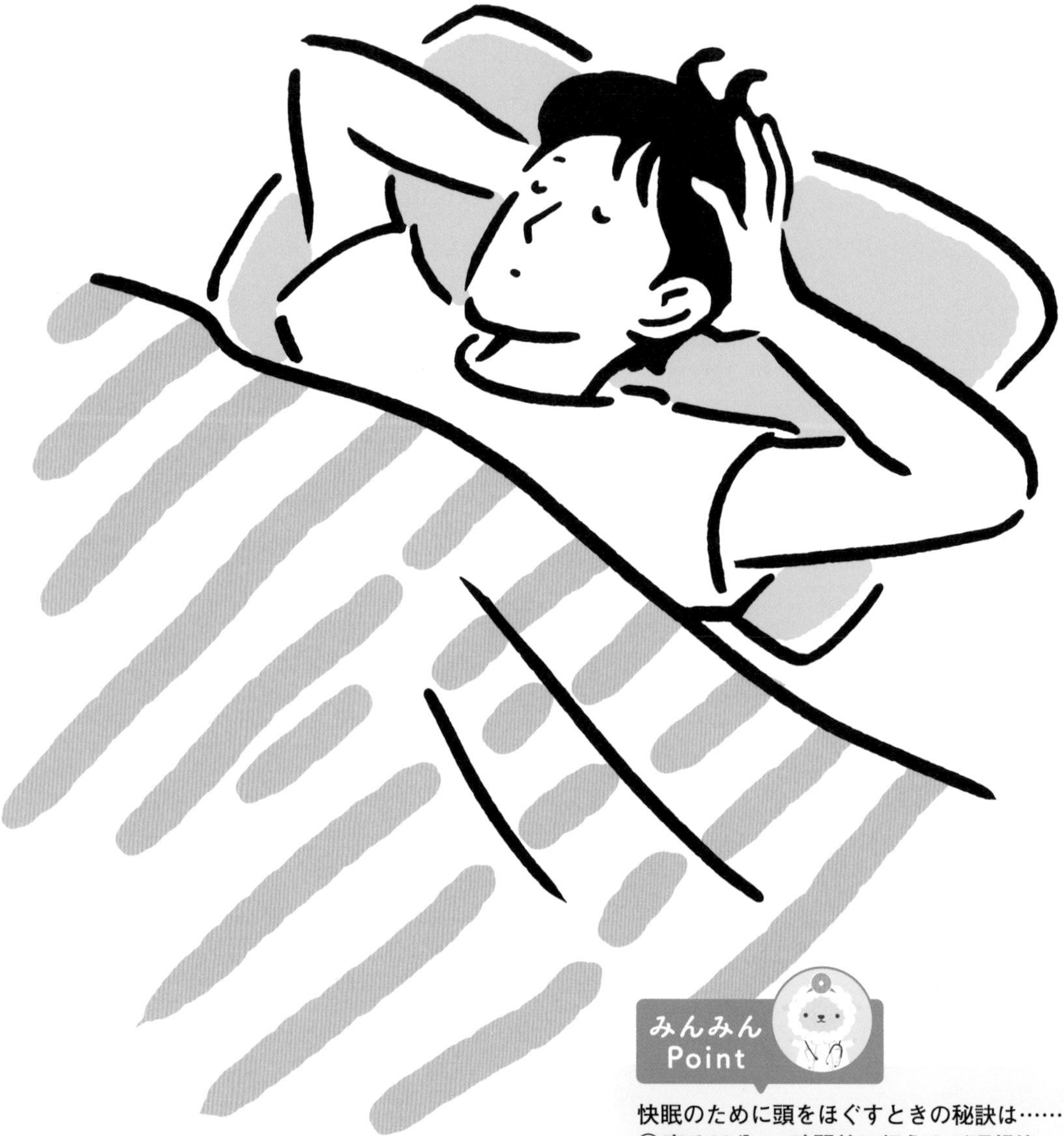

**みんみん
Point**

快眠のために頭をほぐすときの秘訣は……
①寝る30分～1時間前に行うのが理想的
②部屋の照明は暗め
③ほどよく押す。強すぎるとかえって脳が
覚醒してしまう
④ゆっくり深呼吸しながら

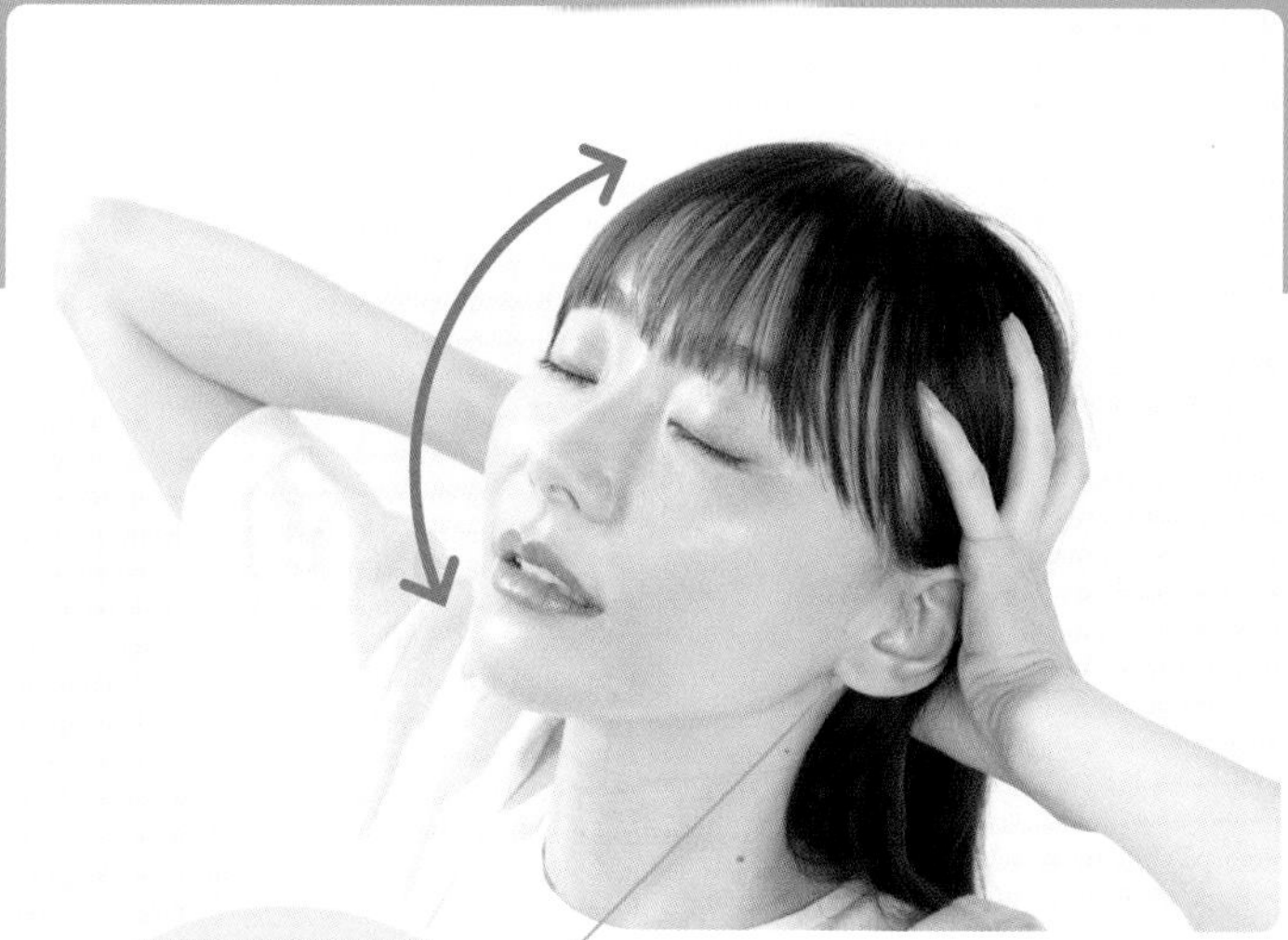

1

寝た状態で、写真のように両手で頭を支え首を上下に動かします。

Check!

安眠《あんみん》

耳の後ろにあるツボ。自律神経を休息モードにして、その名の通り安眠に導いてくれます。

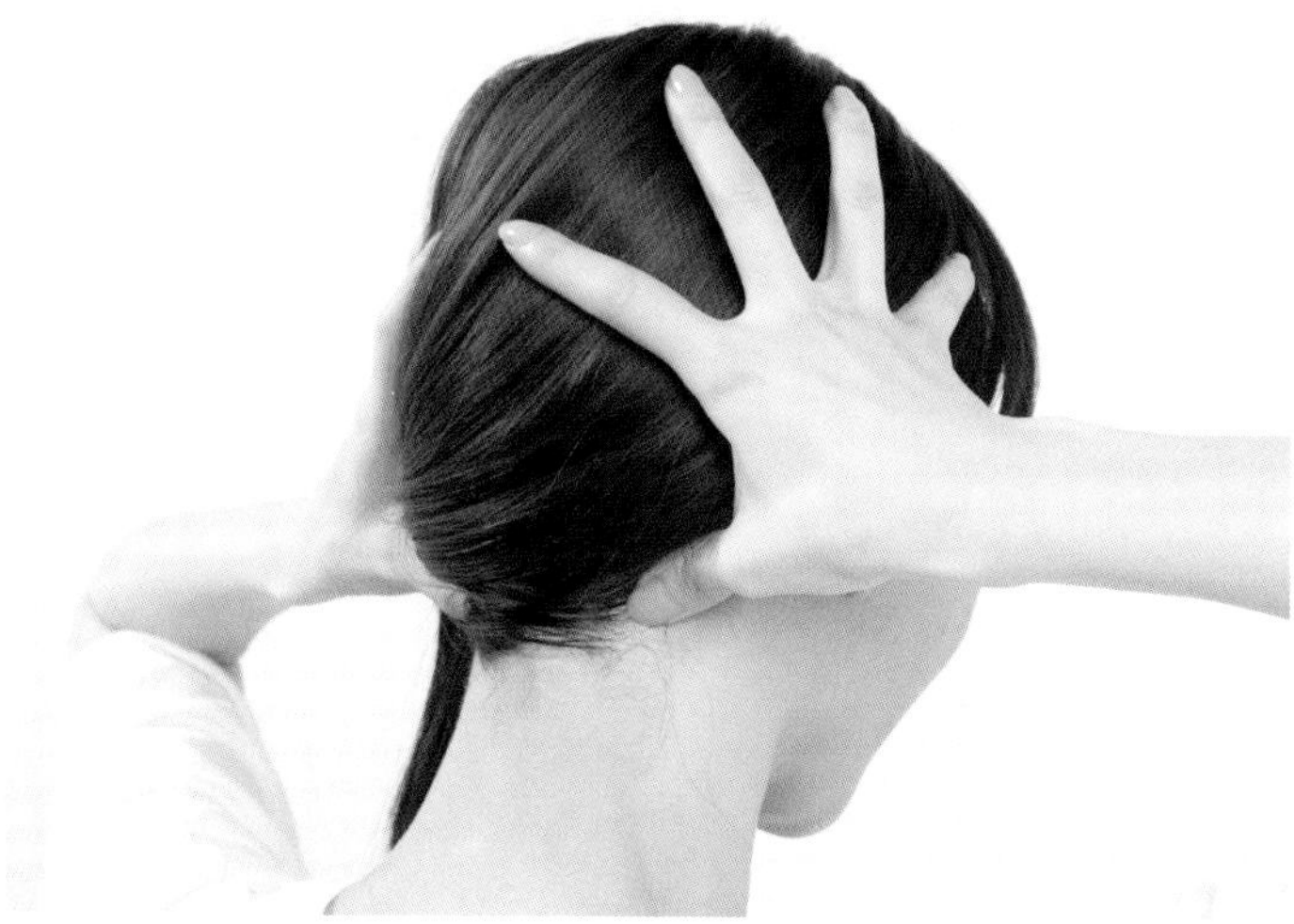

2

親指の位置は、首の後ろのくぼみに入れるイメージ。

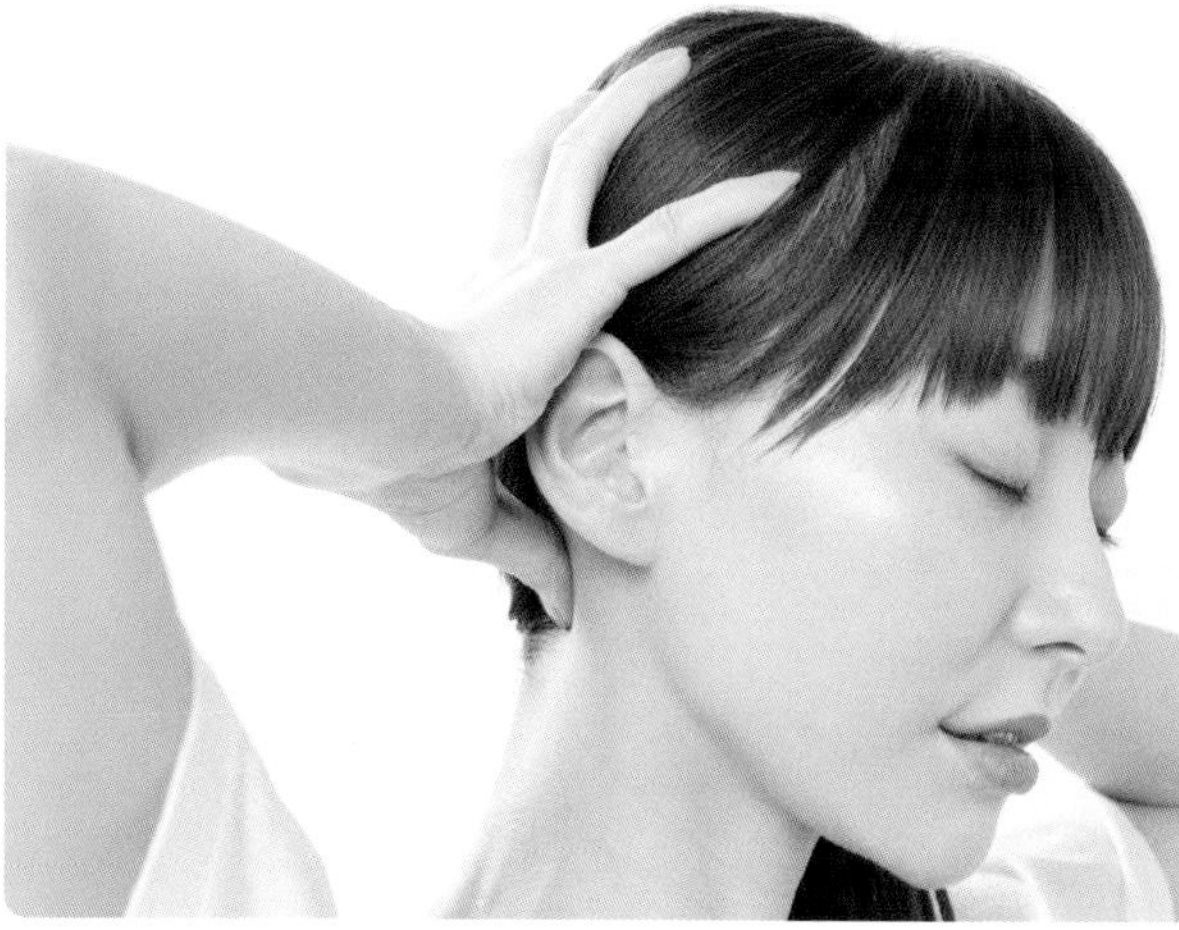

3

首を上下することで、指圧の力が変わります。指で筋肉の動きを感じながら、ほぐしていきます。

Column

睡眠のパフォーマンスを上げるには

みなさんは、自分の睡眠の質の良し悪しを判断できていますか？きっとわからない人がほとんどだと思います。まず、基準として、毎日6〜7時間程度寝るということにします。これをベースに考えて、寝起きがスッキリしているか、していないかで、初めてジャッジができる状態になります。仮に、起きたときにスッキリしているのであれば、あなたの今の習慣のままで良いということ。逆に寝起きが悪いとき、昨日やったことを思い出します。例えばお酒を飲んだとか、過度な運動をしたとか。このように、思い当たる節を見つけることが大切です。

では、なぜ睡眠は6時間確保した方が良いのでしょう。例えば、4時間睡眠だけでも人間は生きていけます。ただ、**4時間では体力だけしか回復しない**んです。残りの2時間で、いろんなホルモンの調整だったり、記憶の整理整頓が行われます。つまり、脳が休むモードに入ります。心身共にリフレッシュするとなると、**6時間は睡眠した方が良い**のです。

睡眠のパフォーマンスを上げるためには、6時間以上の睡眠時間を確保すること、そして、毎日なるべく睡眠時間を統一させ、自分の生活習慣を見直し、悪い部分を見つけることです。

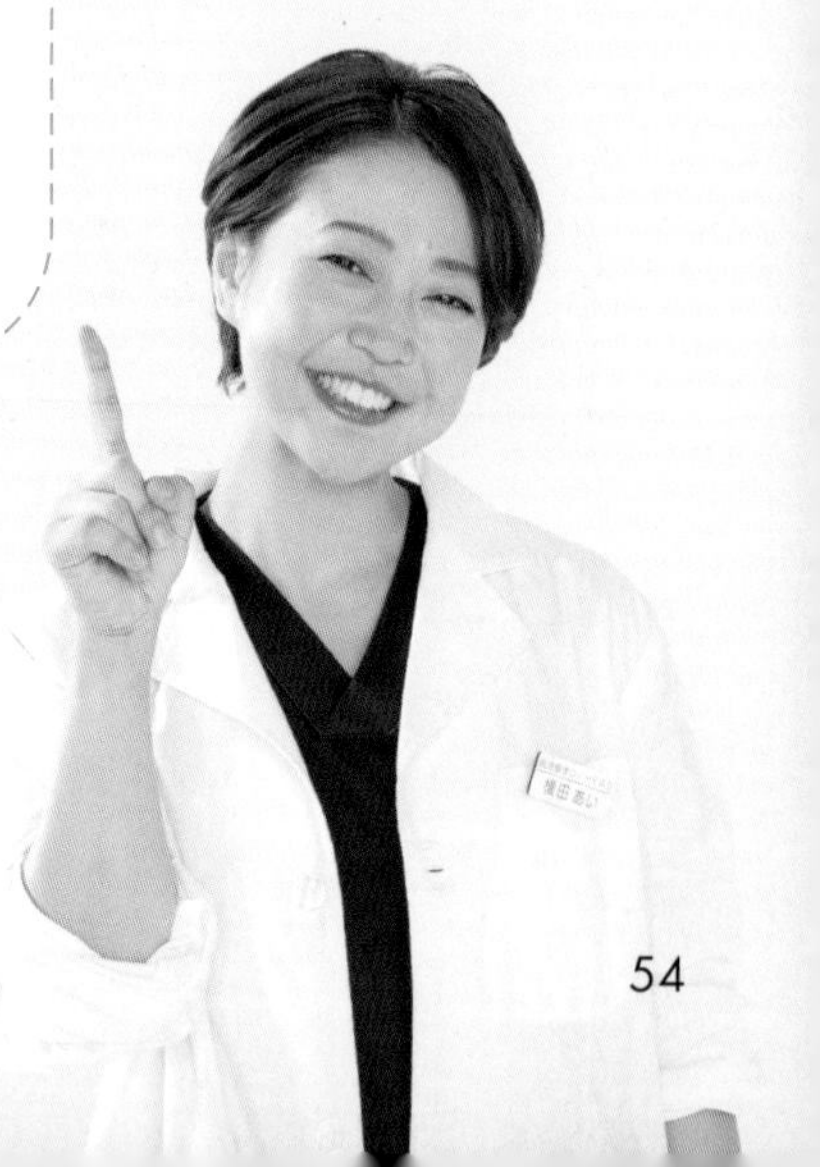

第3章

ながら「全身整体」で、気になる箇所をピンポイントにほぐす！

頭をほぐすだけでは物足りないというあなたに、
日常で使える〝ながら〟整体をご紹介します。
頭と一緒に、腰や肩、お尻を積極的にほぐしていきませんか。

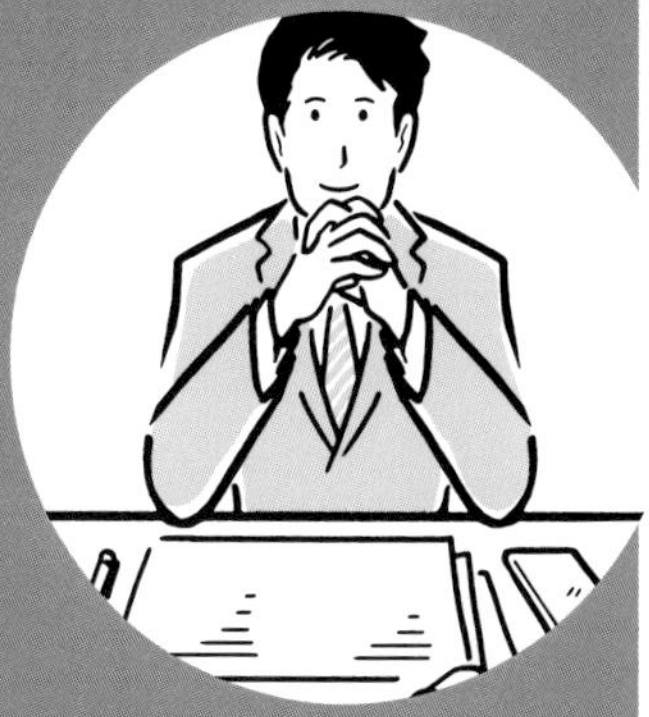

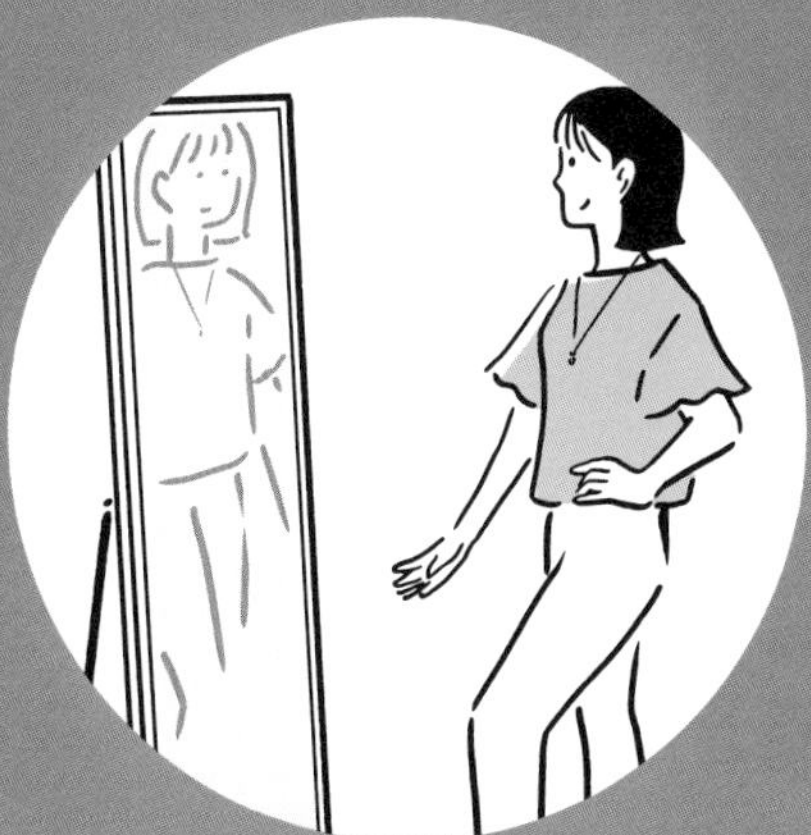

手技16

身だしなみをととのえるとき

足裏ゴロゴロマッサージ

これをすることで、ふくらはぎがやわらかくなり、
足がつらなくなります。
毎朝のボディラインチェックのときに。

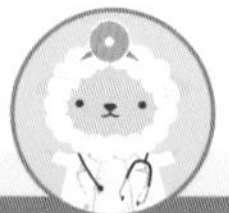

みんみん
Point

足は「第2の心臓」とも呼ばれるほど、人間の体にとっては重要な働きがあります。また、足の裏にはたくさんの「ツボ」が集まっています。

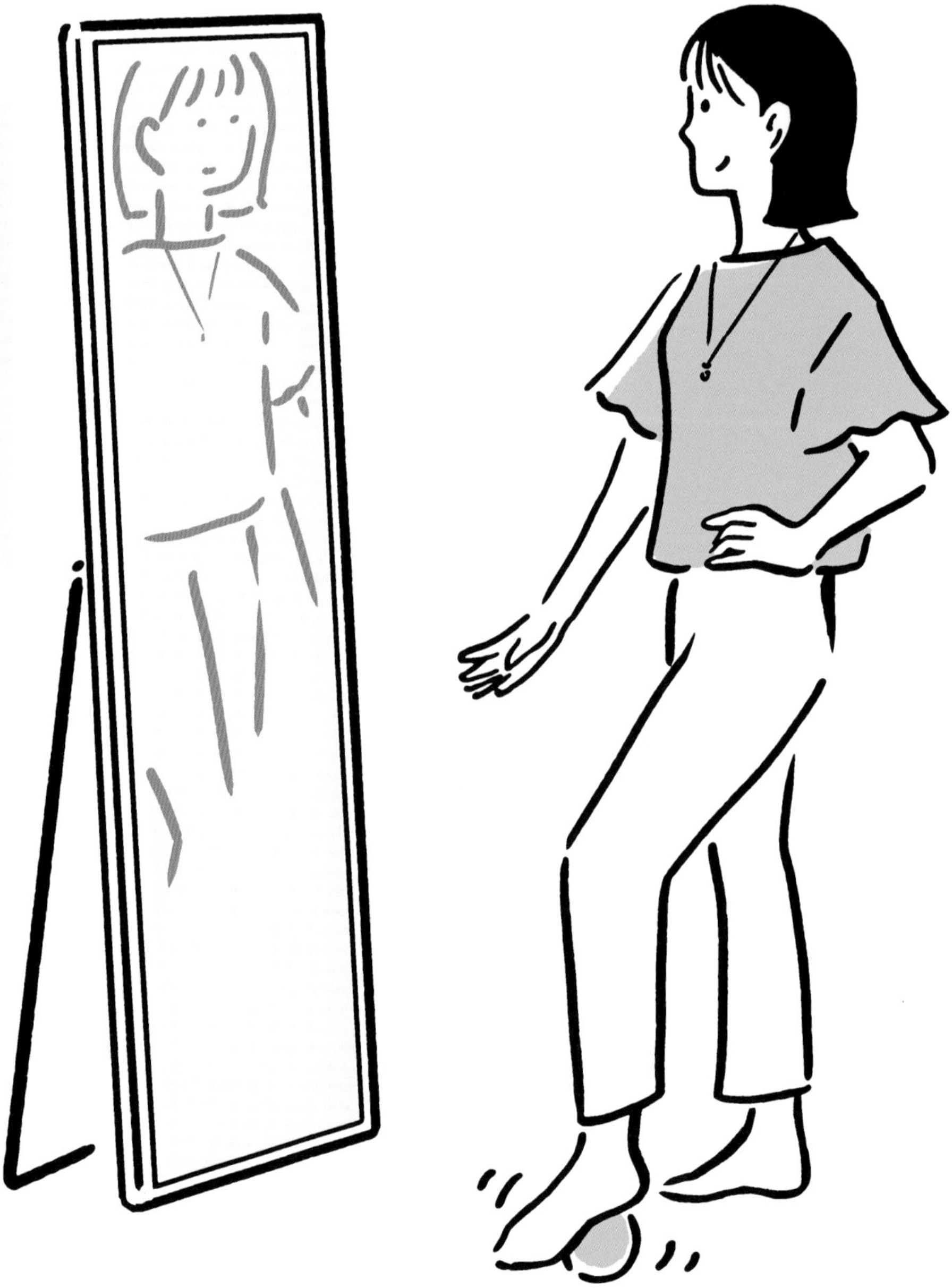

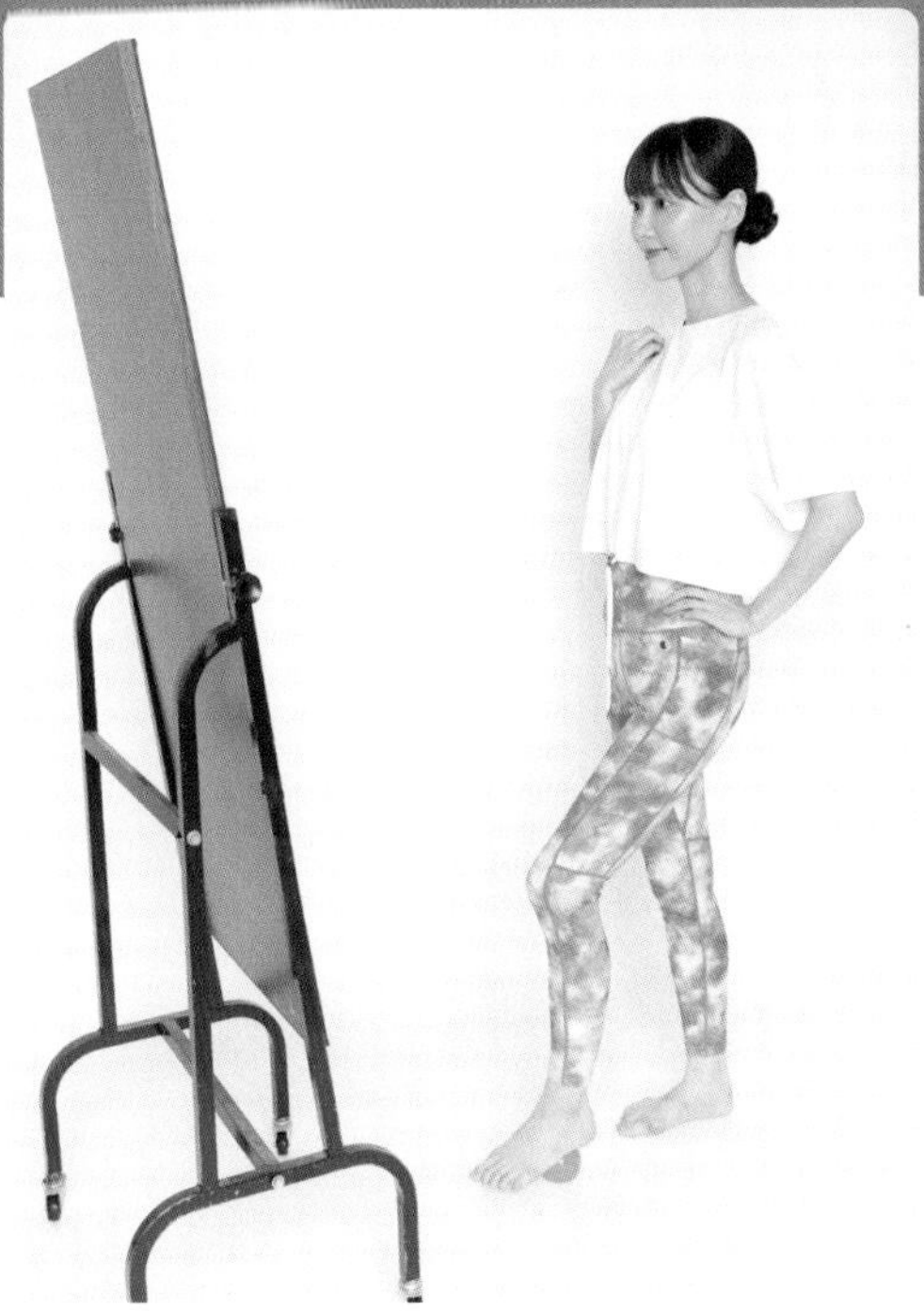

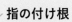

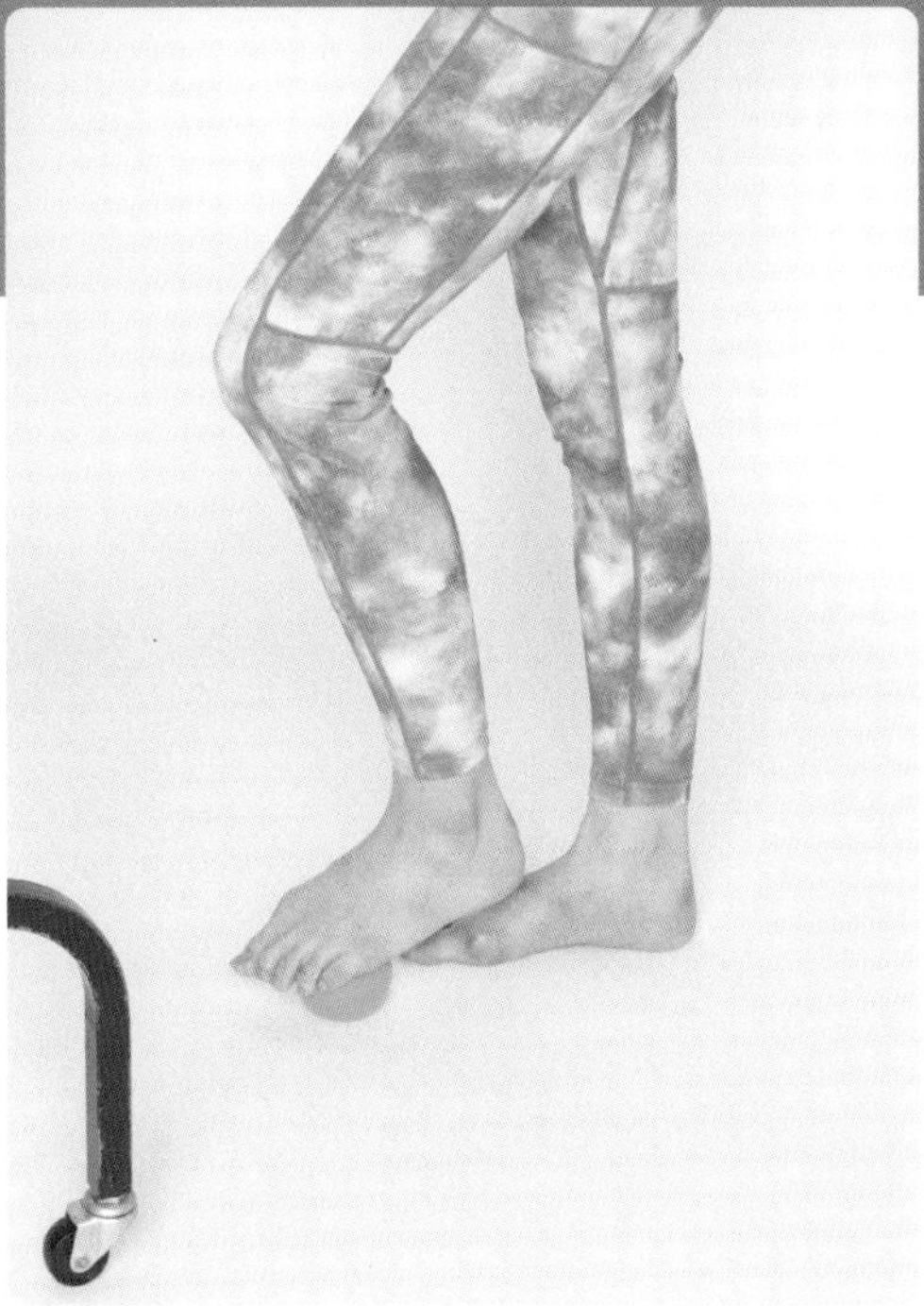

1　立った状態で（座っていても可）、片方の足でゴムボールを押さえます。

2　体重をボールに乗せ、足先からかかとまで、前後に動かしながらマッサージします。

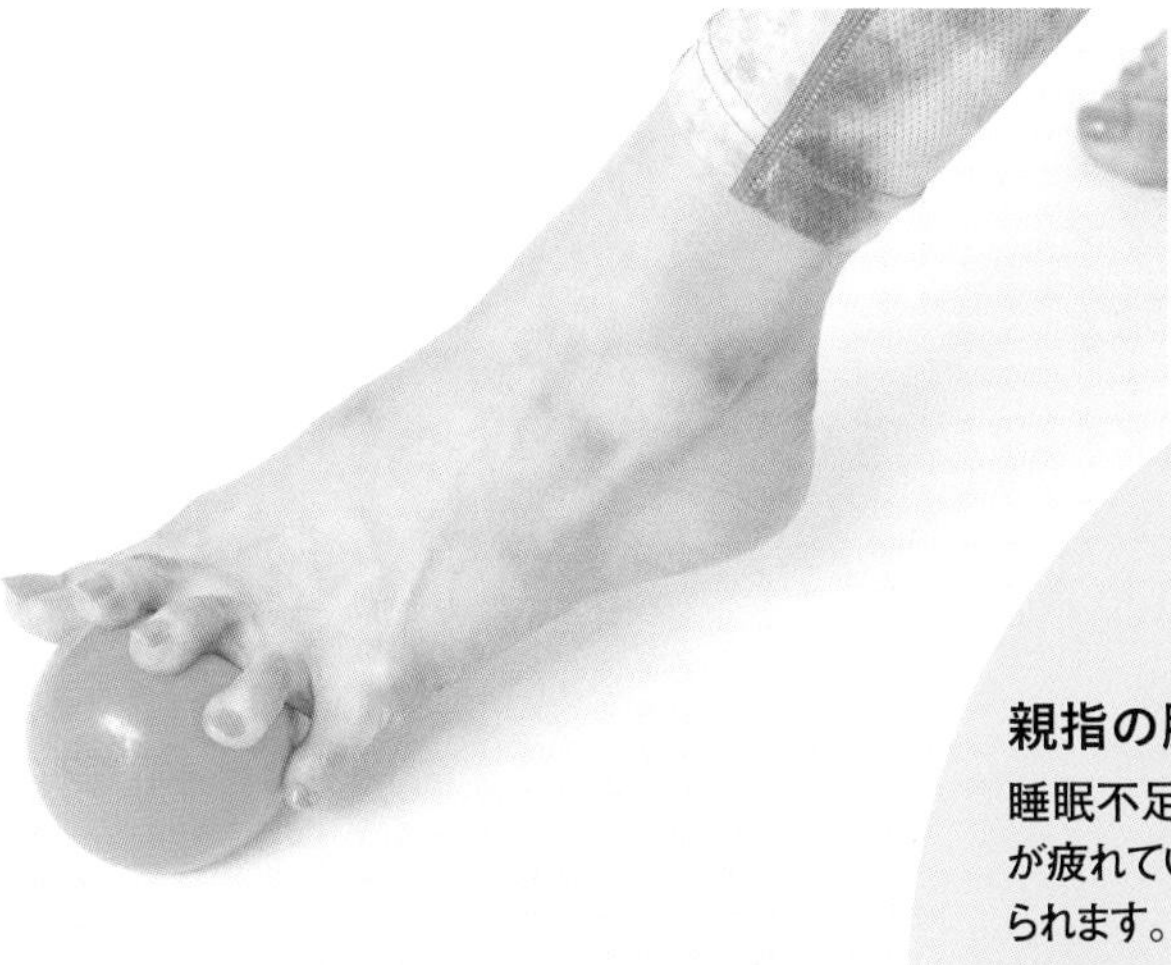

3　つま先は、指をパーにしてボールを掴むようなイメージで行います。

Check!

足裏の“痛”ポイント

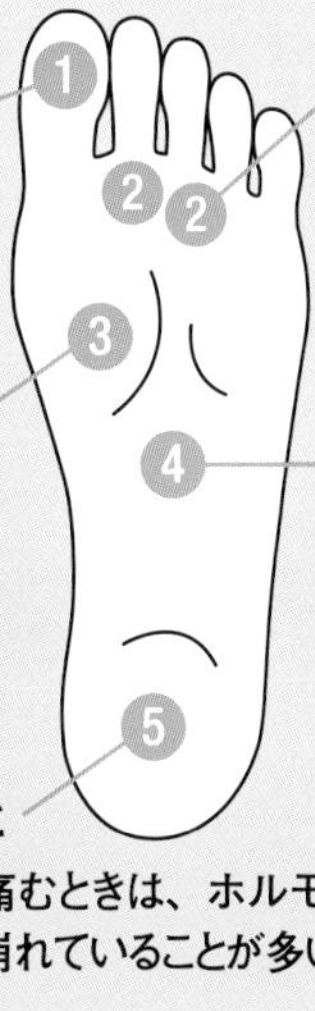

①親指の腹
睡眠不足などで脳が疲れていると考えられます。

②指の付け根
目が疲れているとここが痛みます。パソコンやスマホをちょっとお休みしましょう。

③ 指を曲げたときに凹むところ。ここが痛むときは、ストレスがたまっているようです。

④土踏まず
胃や十二指腸など、消化器官が弱っているようです。特に年末年始、痛む方が多くなります。

⑤かかと
ここが痛むときは、ホルモンバランスが崩れていることが多いです。

手技17

パソコンの作業をしながら❷

ちょっと休憩風肩まわし

パソコン作業の合間や
カフェなどで休憩を挟むとき、
こっそりと大胸筋をほぐせる
生活の中の自然なセルフケアです。

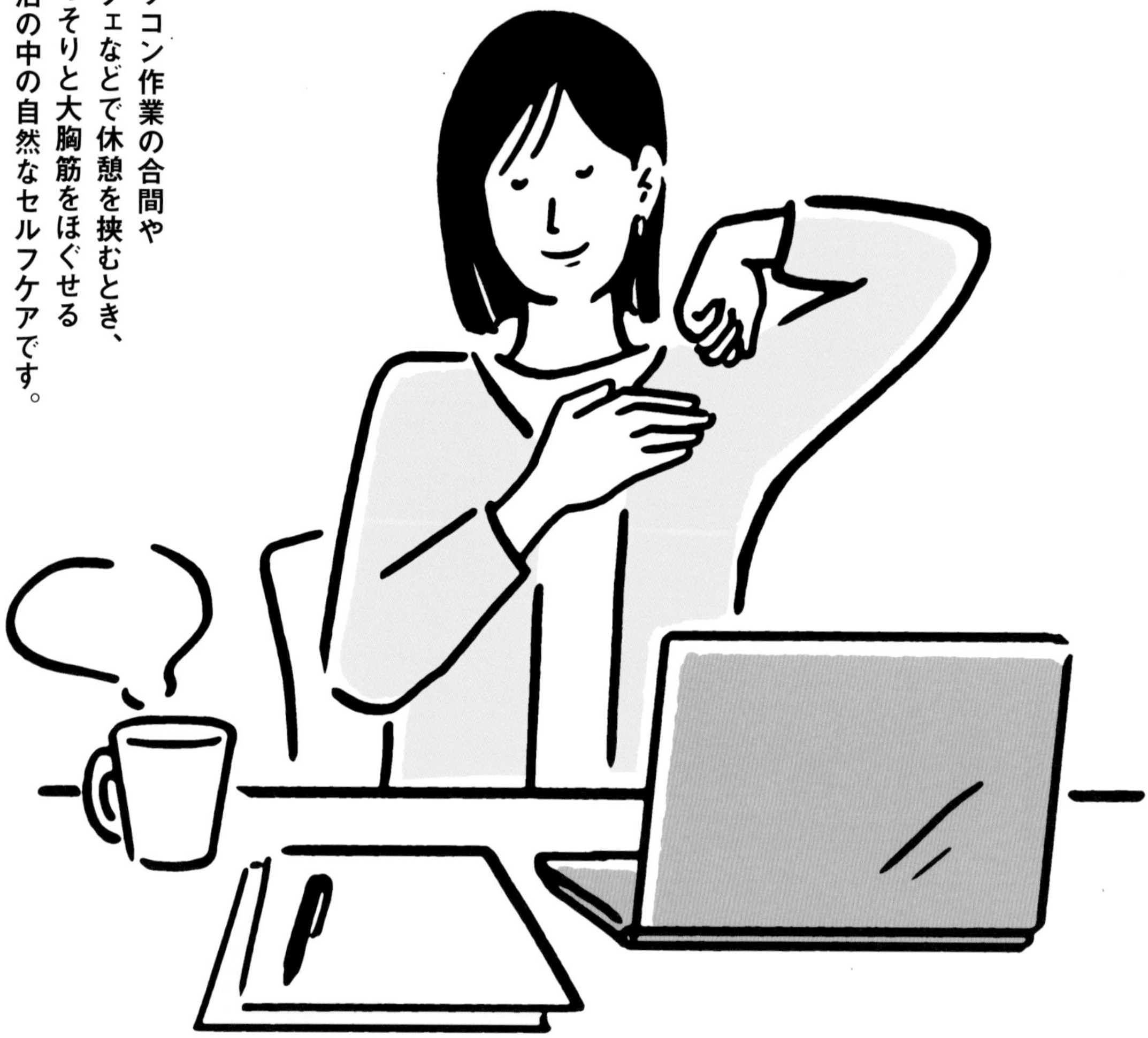

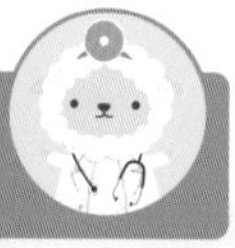

みんみん Point

肩がこっているともみたくなりますが、大胸筋が硬い人の肩もみは要注意。肩が前に引き寄せられ、姿勢や血流が悪くなって、さらに肩こりを生んでしまうんです。私もかなり硬かったので、生活の中で気づいたときにこの肩まわしを取り入れています。半年ほどかかりましたが今では習慣になっています。コツはやっぱり、ズボラであること！

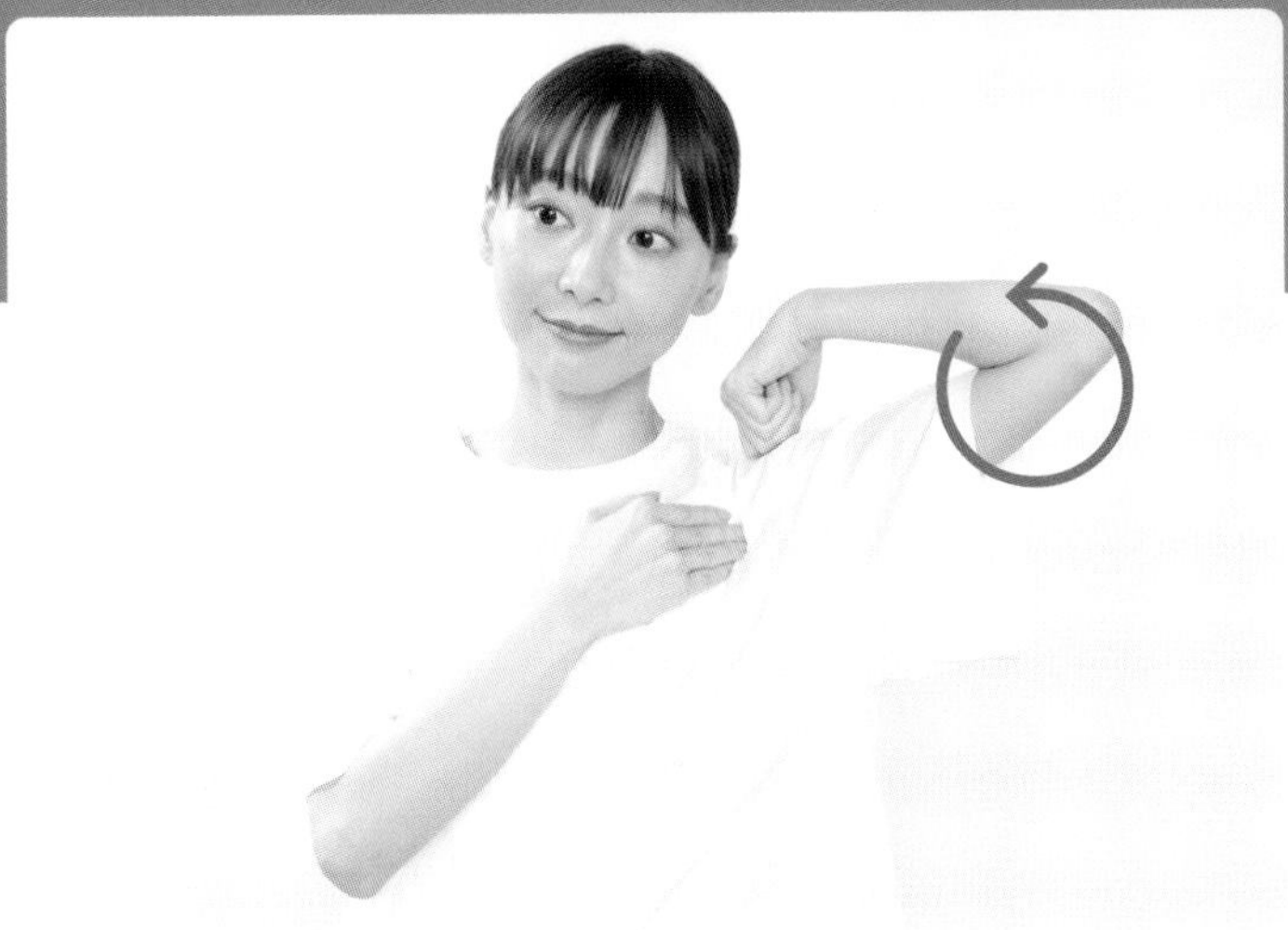

1

片手で肩の付け根を軽く押し、もう片方の手は写真のように曲げます。この状態で、曲げた腕を軽く回します。

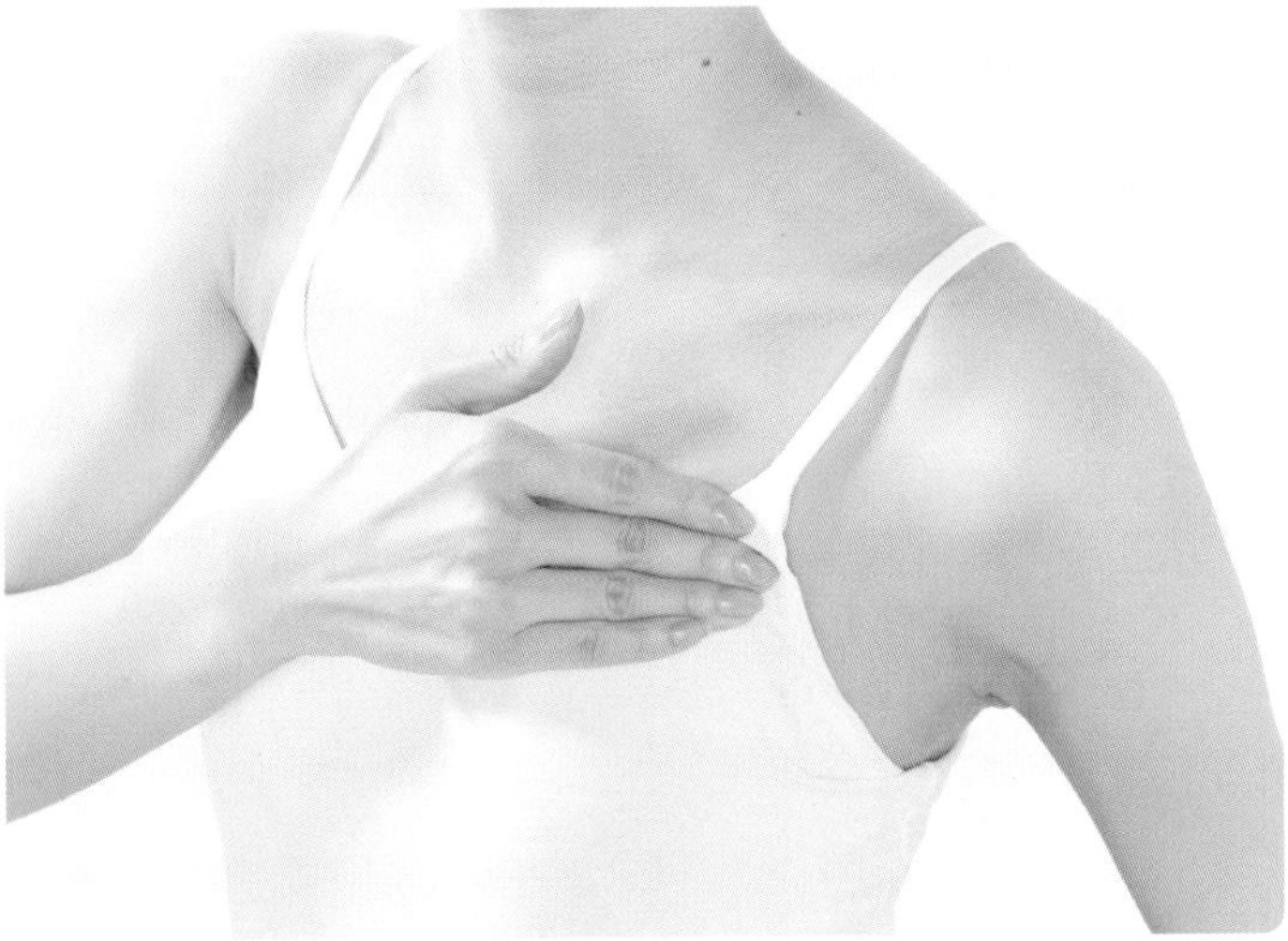

2

1の部分がやわらかくなってきたら、胸の上あたりを押さえ、同じように肩を回します。

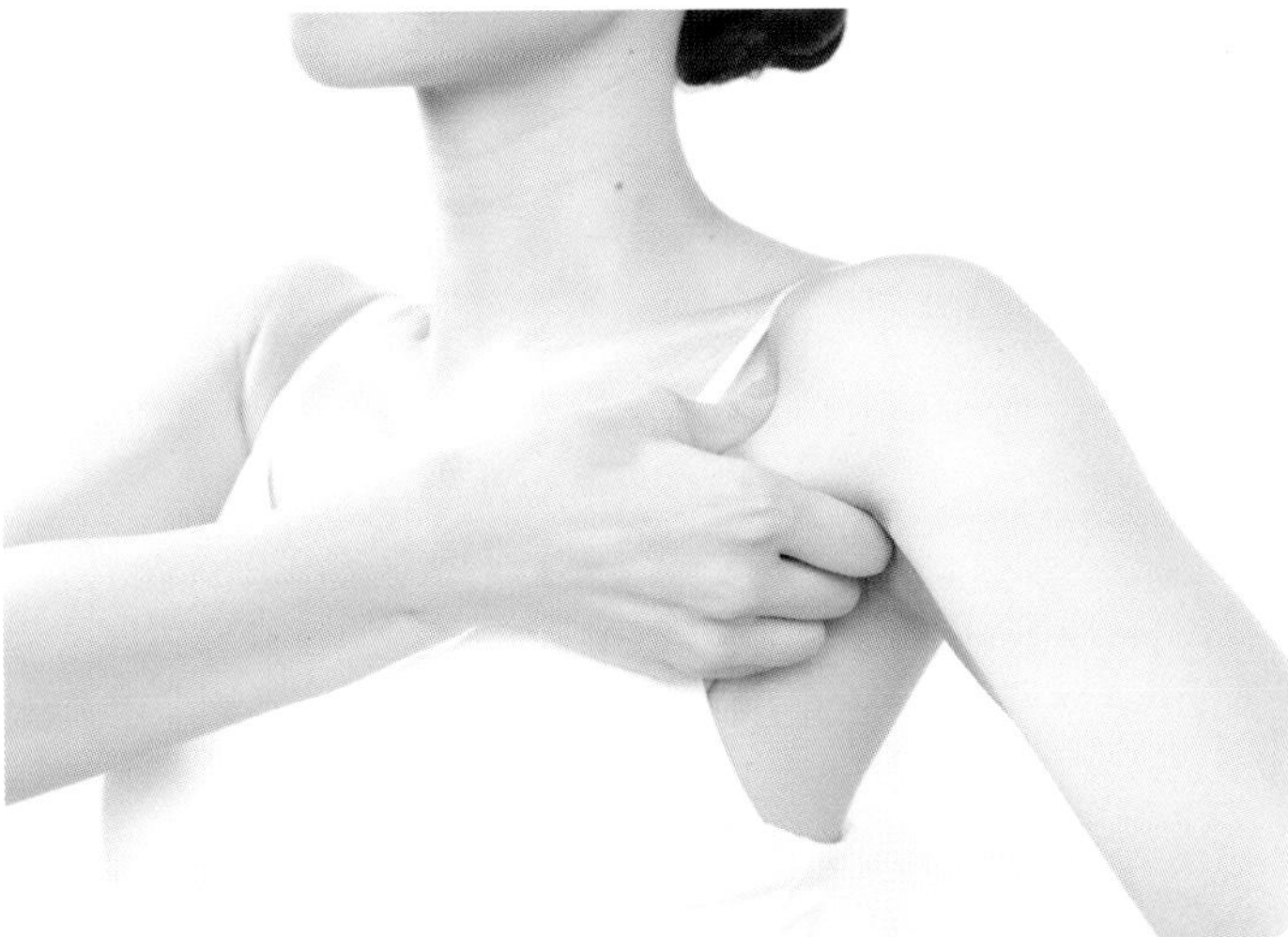

3

2の部分がやわらかくなってきたら、写真のように脇の下をつまむようにして、肩を回します。

会議中に❶
手のひら組みほぐし

指を組むだけで簡単にできる手のひらのほぐし方です。親指の付け根をぐぐっと押し込んでマッサージします。

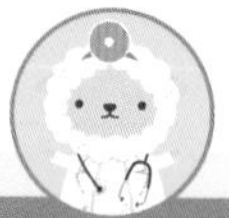

みんみんPoint

手は人間の体で一番細かい動きができる部位。触る、握る、つまむ、押すなど、毎日の生活の中でさまざまな動きをして、休みなく働いている部位です。手の疲労や負担が蓄積していくと、手のだるさや痛みが出てくるのはもちろん、肩こりや首こりにも繋がります。

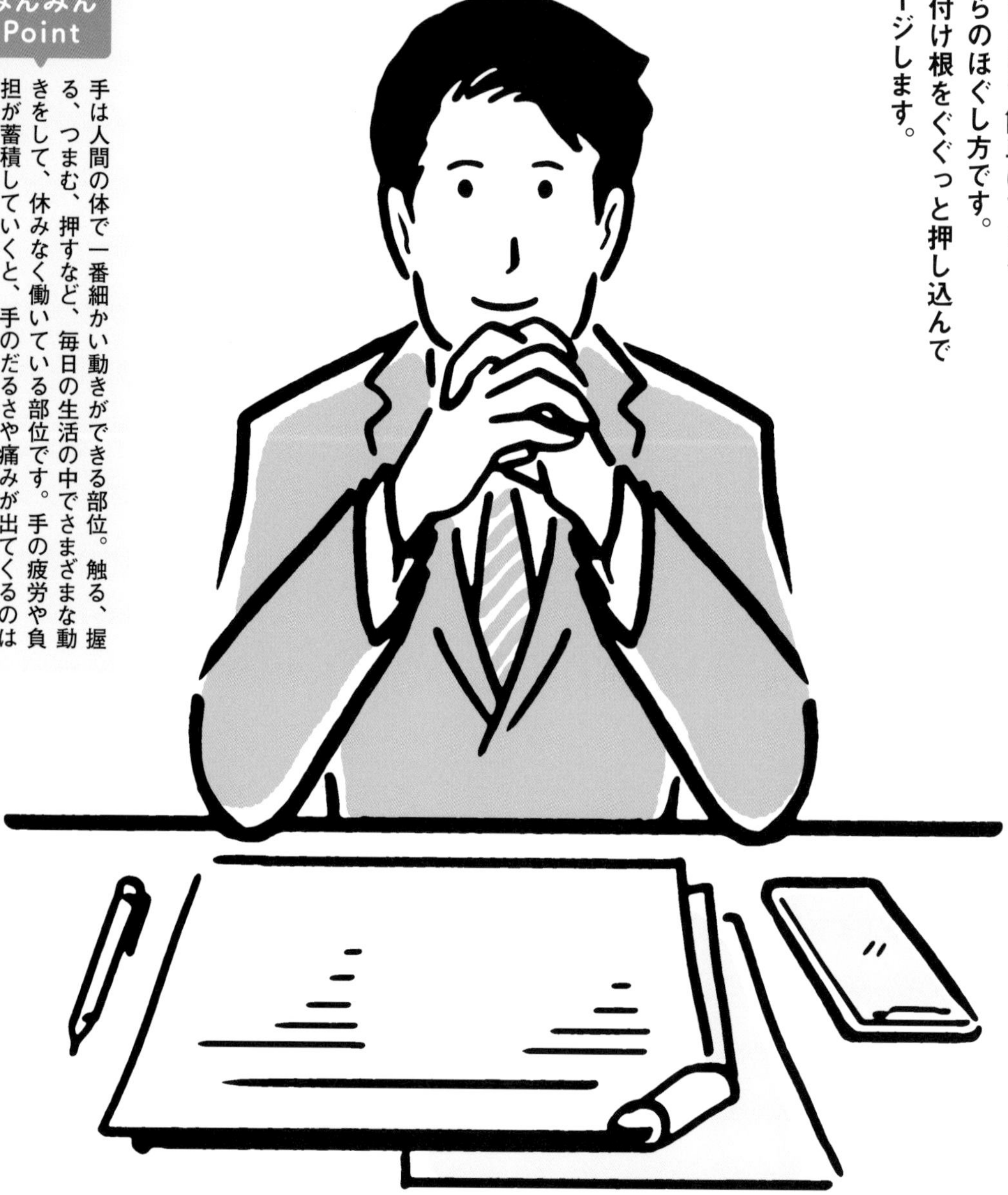

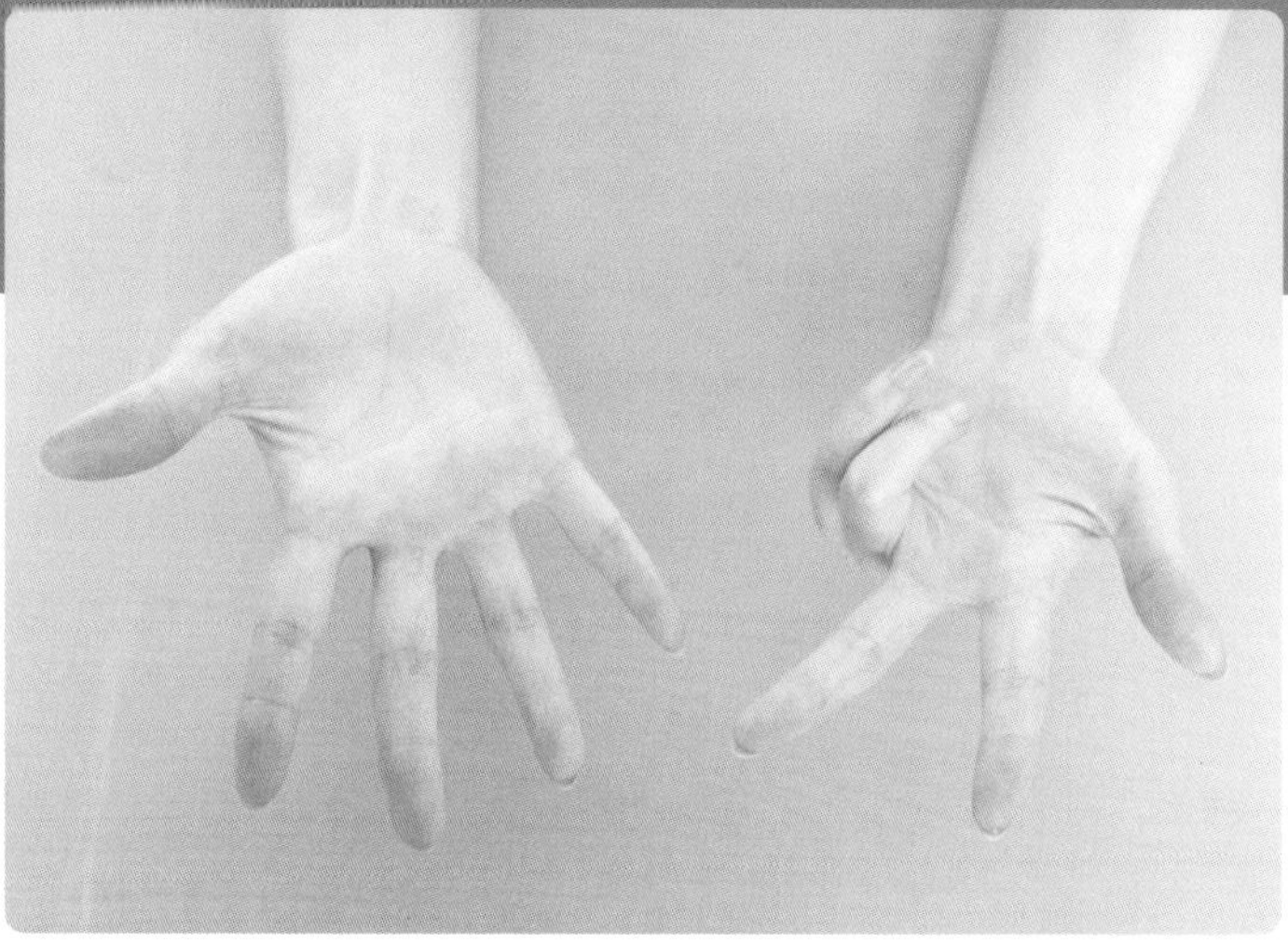

1

片方の手をパー、片方の手をチョキのような形にします。

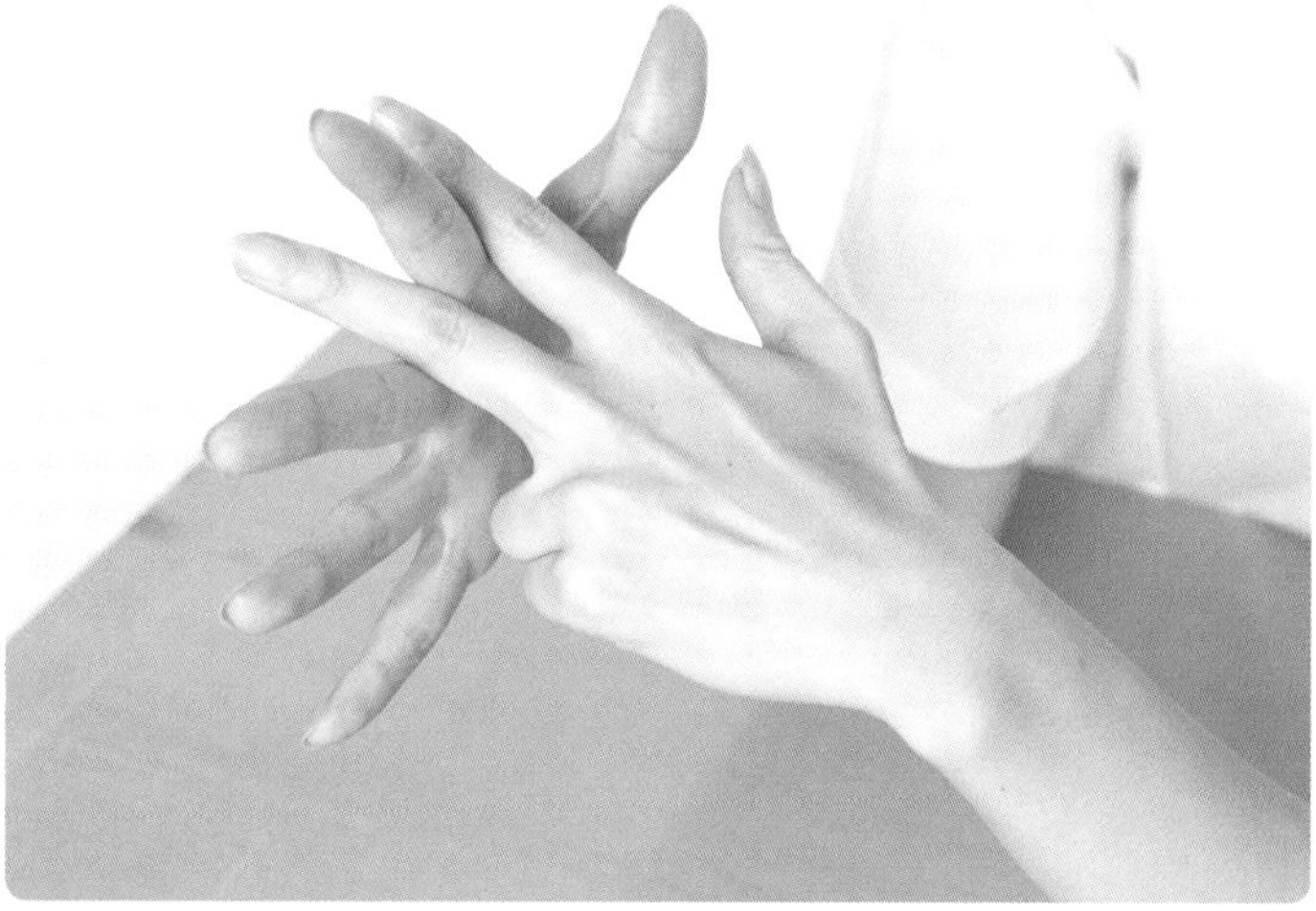

2

パーの手の人差し指を、チョキで挟むようにします。

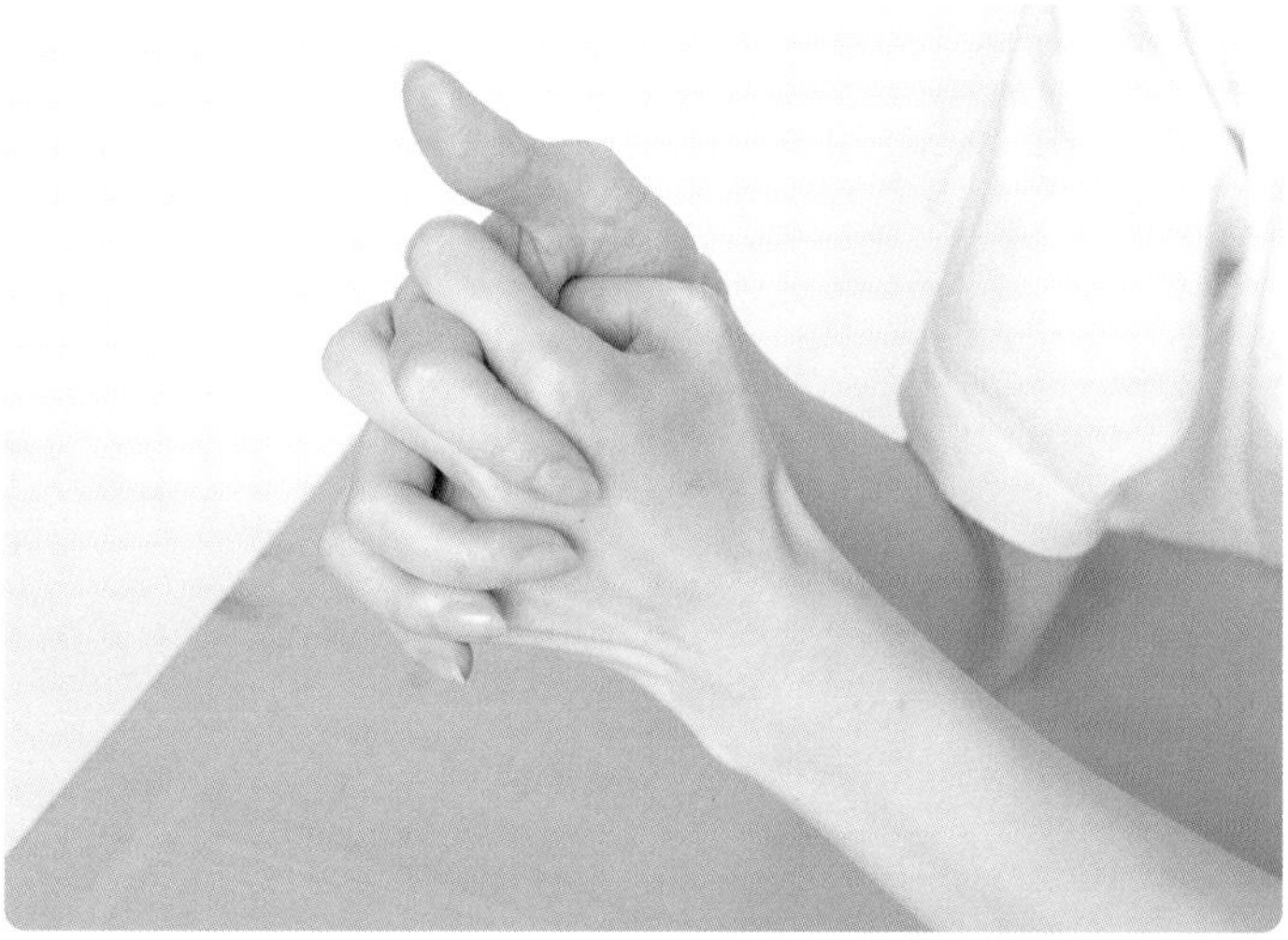

3

手を握り、チョキの親指の第一関節をパーの親指の付け根に押し込むようにマッサージします。もう片方も同様に行います。

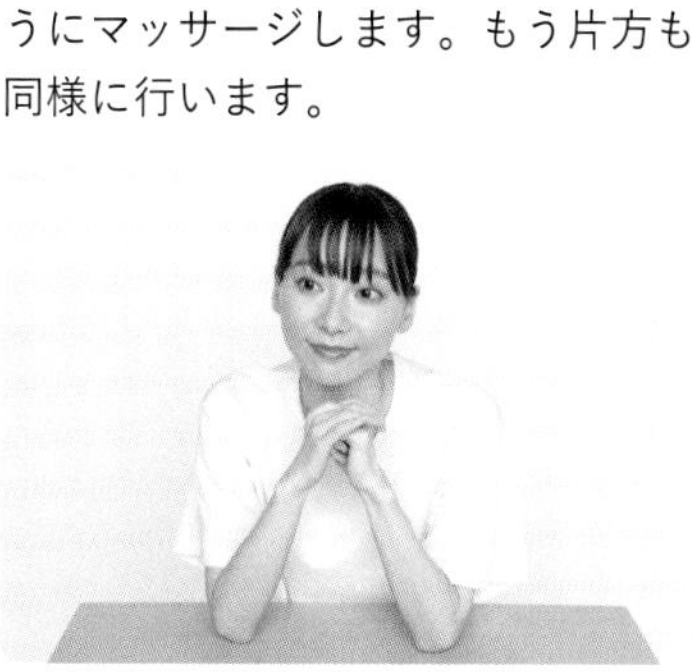

手技19

会議中に❷
肘裏もみもみ

腕組みをしながら、さりげなく肘裏をマッサージする方法です。親指を押し込むようにほぐしていきます。

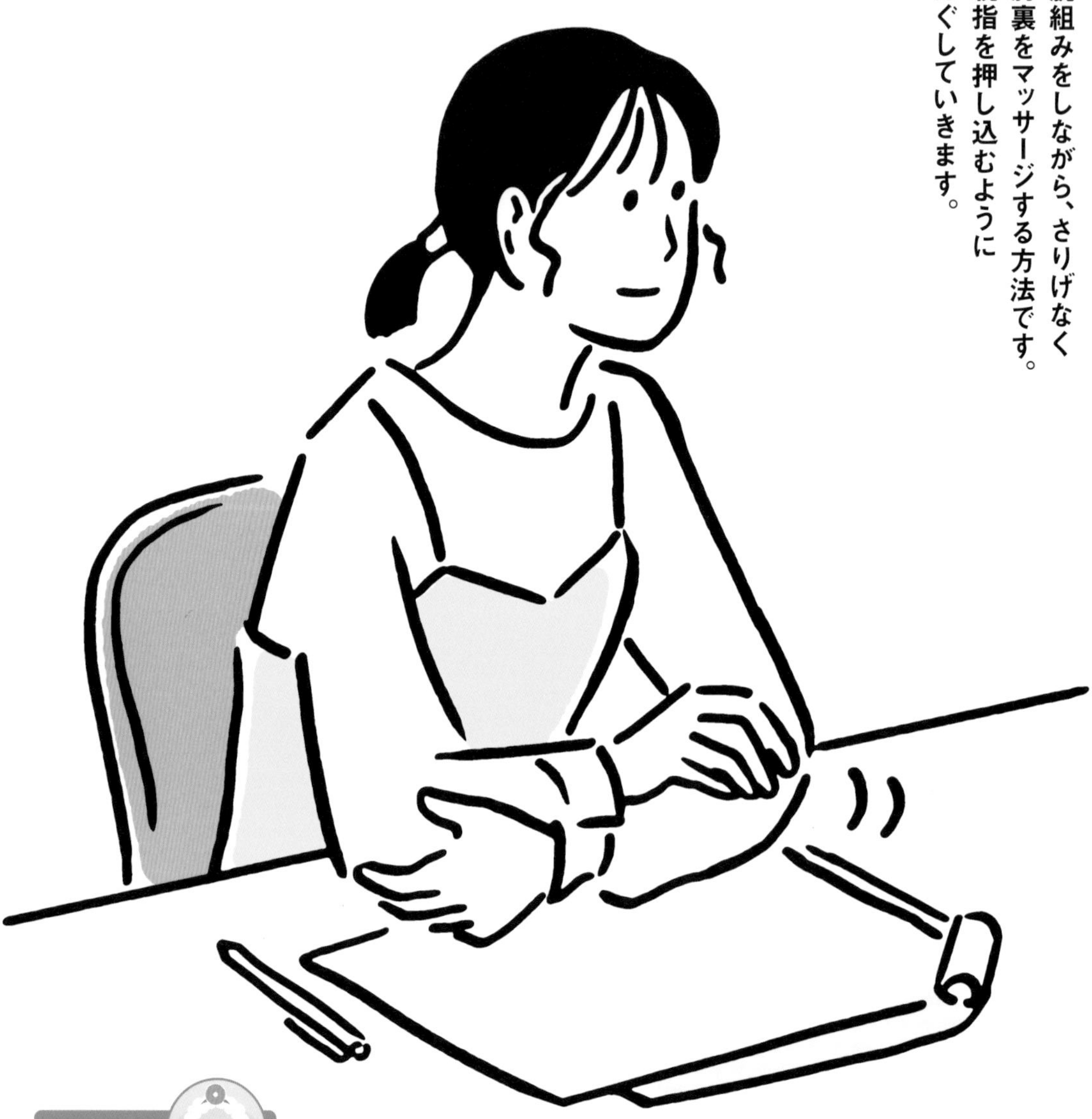

みんみん Point

OL時代、会議のときよく隠れてマッサージしていました（笑）。もし、もむのが恥ずかしければ、さすったり、手を置いておくだけでもOKです！　張っていたり、こっていたりする部分に手を置くだけでも、副交感神経が優位になり、筋肉がじわじわとやわらかくなります。

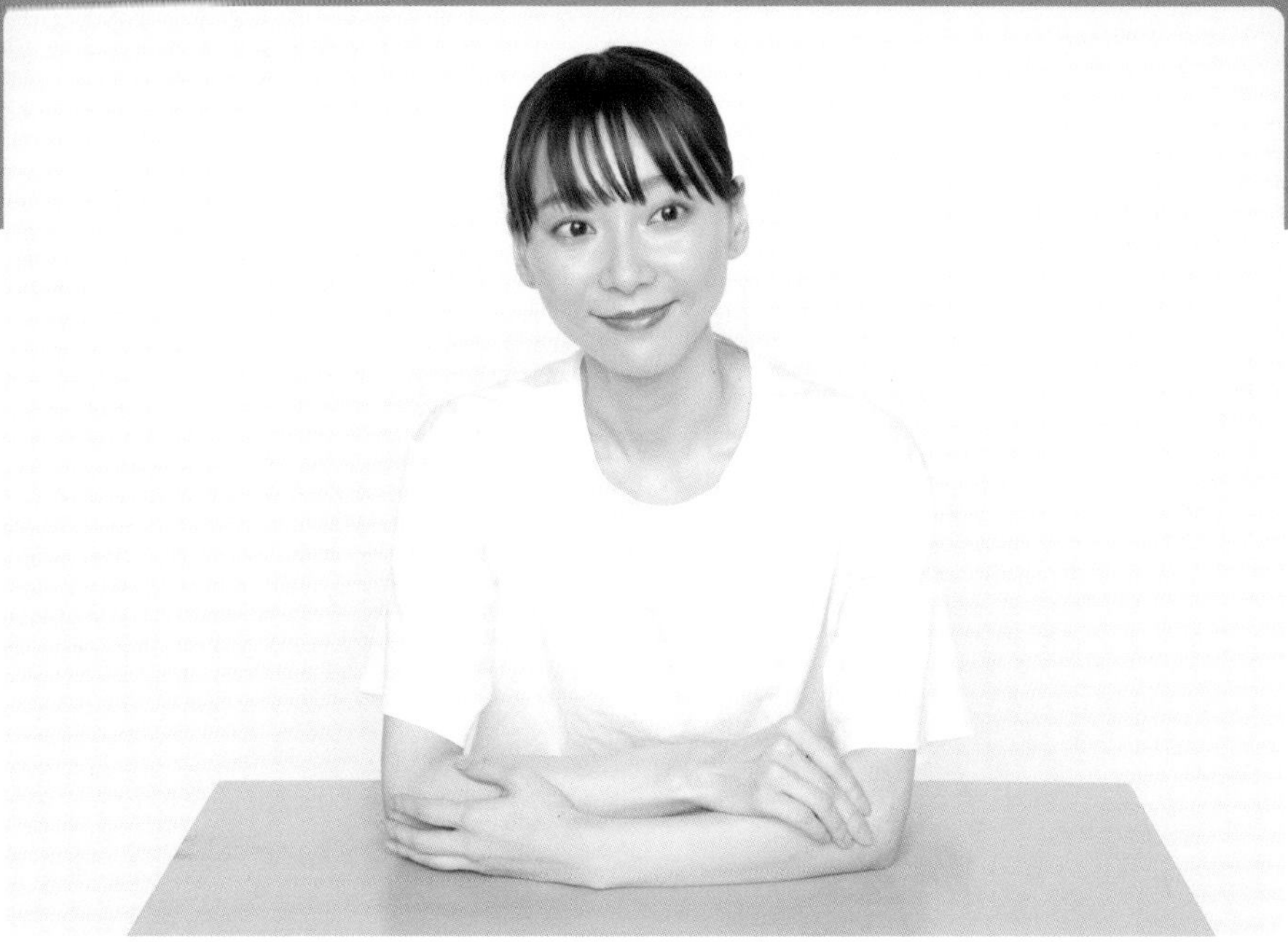

1 机の上に両肘をつき、腕を組むように座ります。

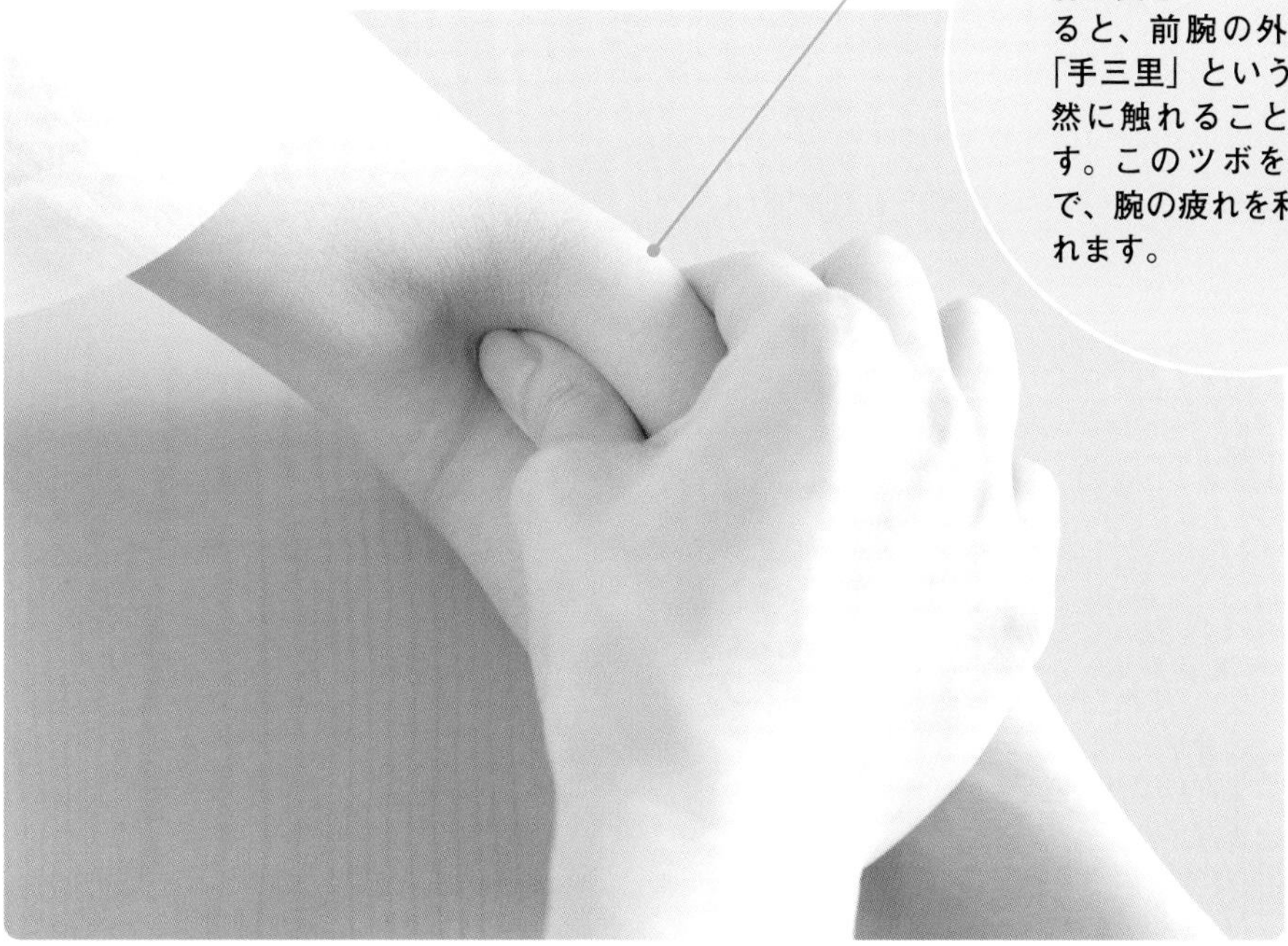

Check!

手三里《てさんり》

肘の裏をマッサージしていると、前腕の外側にある「手三里」というツボに自然に触れることができます。このツボを押すことで、腕の疲れを和らげてくれます。

2 片方の手でつまむようにして、肘の裏をマッサージします。筋肉の動きを感じながら、やわらかくほぐすように行います。

手技20

待合室で待っているとき❶

お尻グーほぐし

自重を使ったお尻のほぐし方。
お尻の上の部分をグーにした手で
ほぐしていきます。

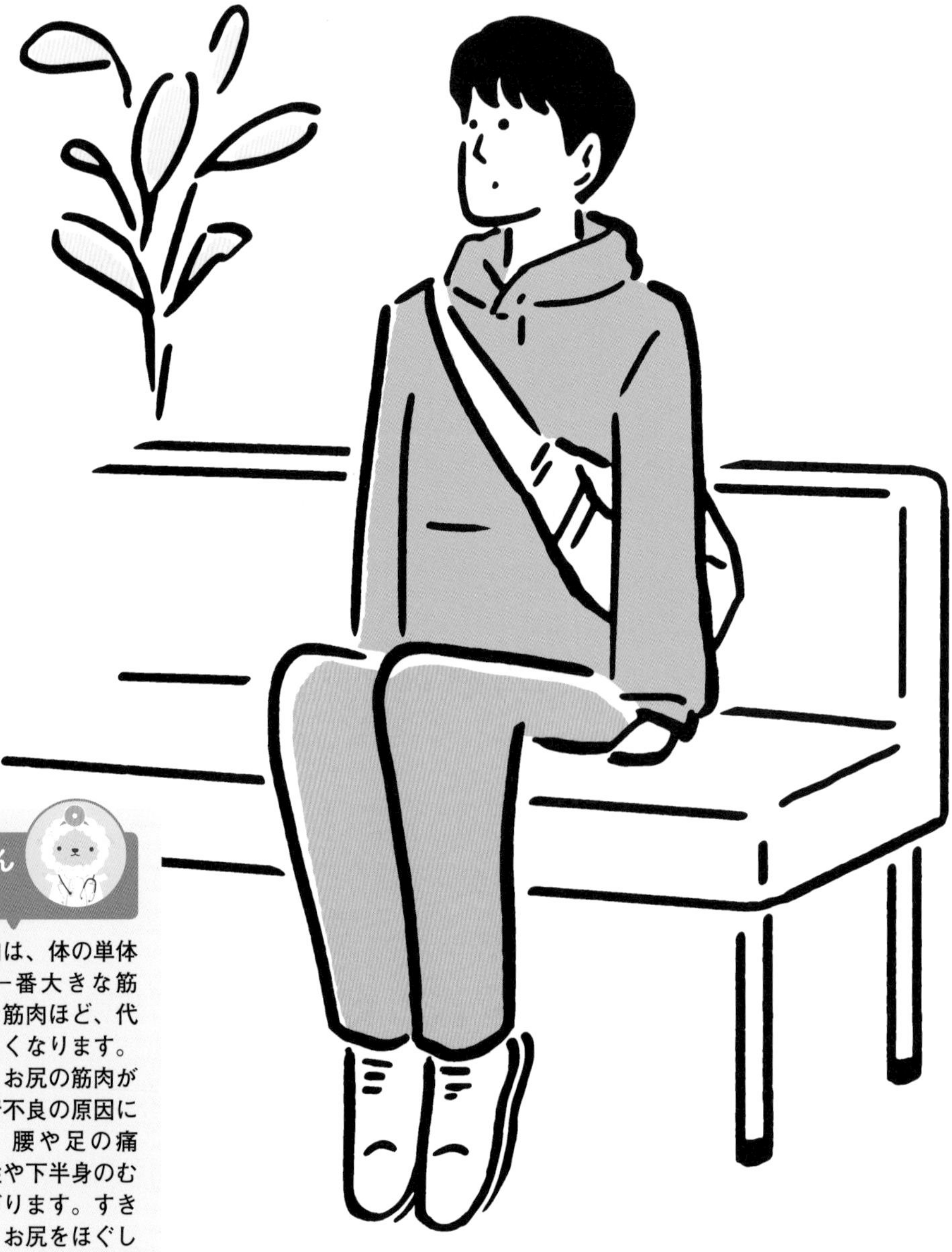

みんみん Point

お尻の筋肉は、体の単体筋の中で一番大きな筋肉。大きな筋肉ほど、代謝量が大きくなります。そのため、お尻の筋肉が硬いと血行不良の原因になったり、腰や足の痛み、冷え性や下半身のむくみに繋がります。すき間時間で、お尻をほぐしてあげると、体全体が元気になっていきますよ！

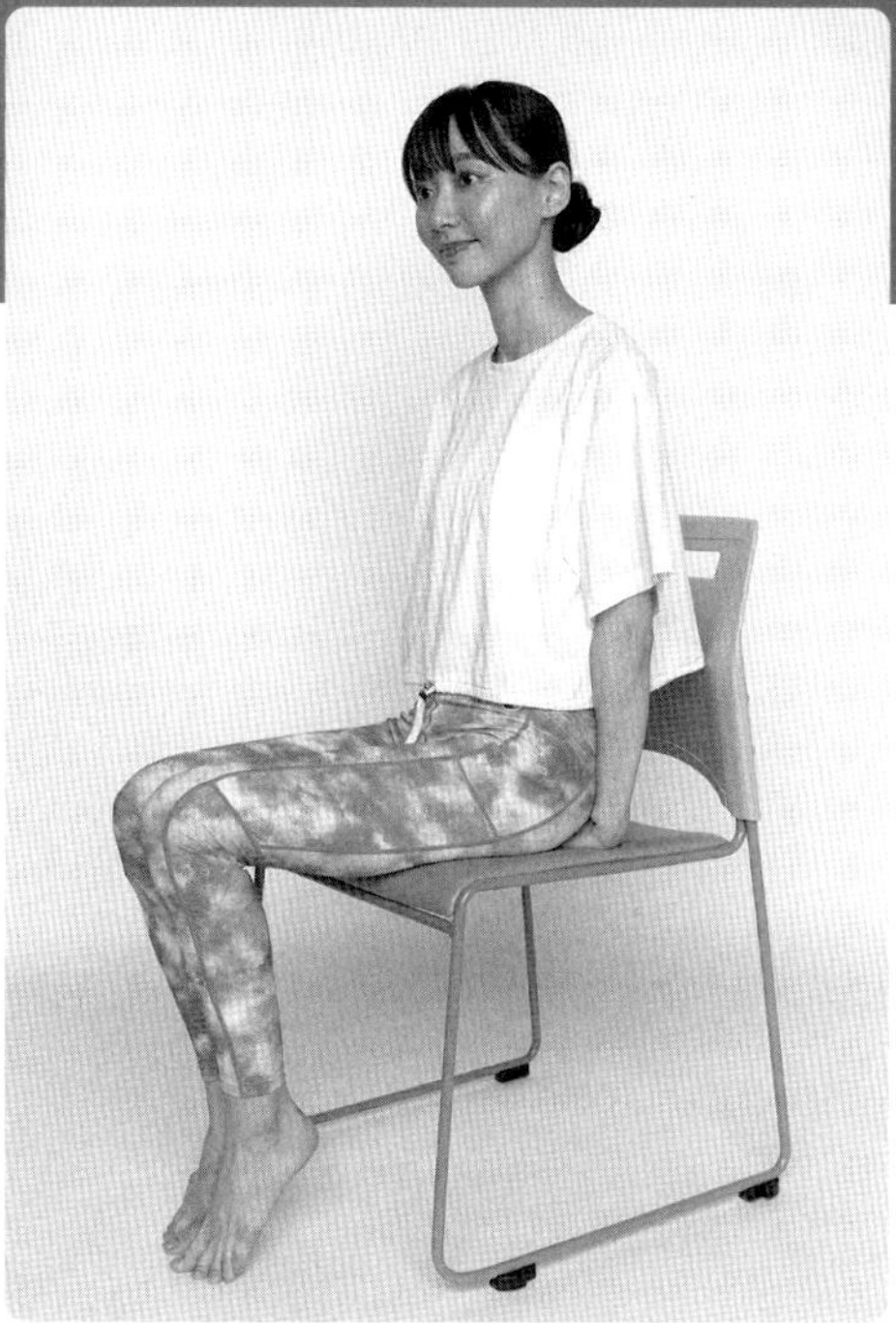

1

椅子に座って、背筋をのばし、お尻の下にグーにした両手を挟みます。

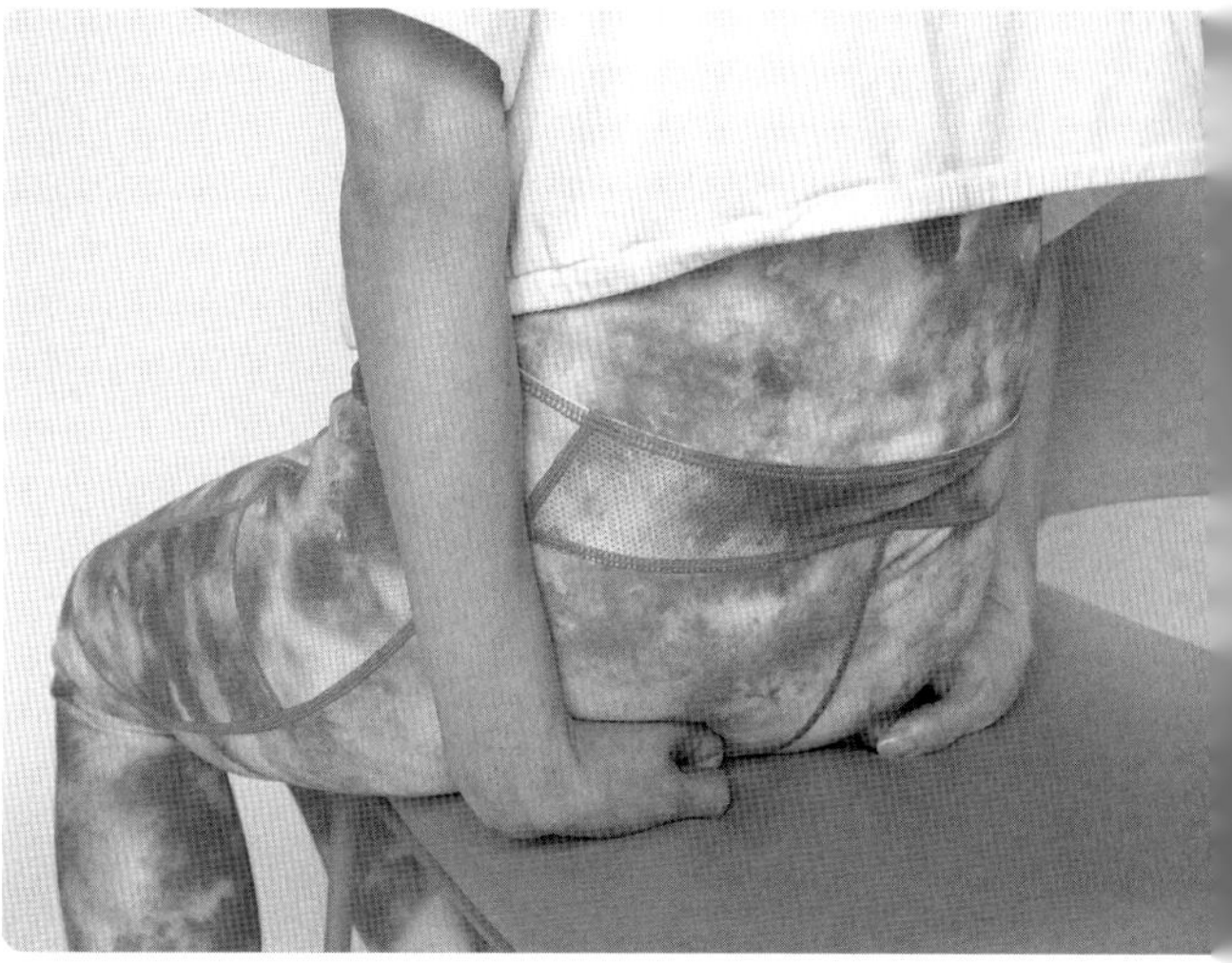

2

こぶしの骨がお尻に当たるようにし、自重を左右交互にかけていきます。

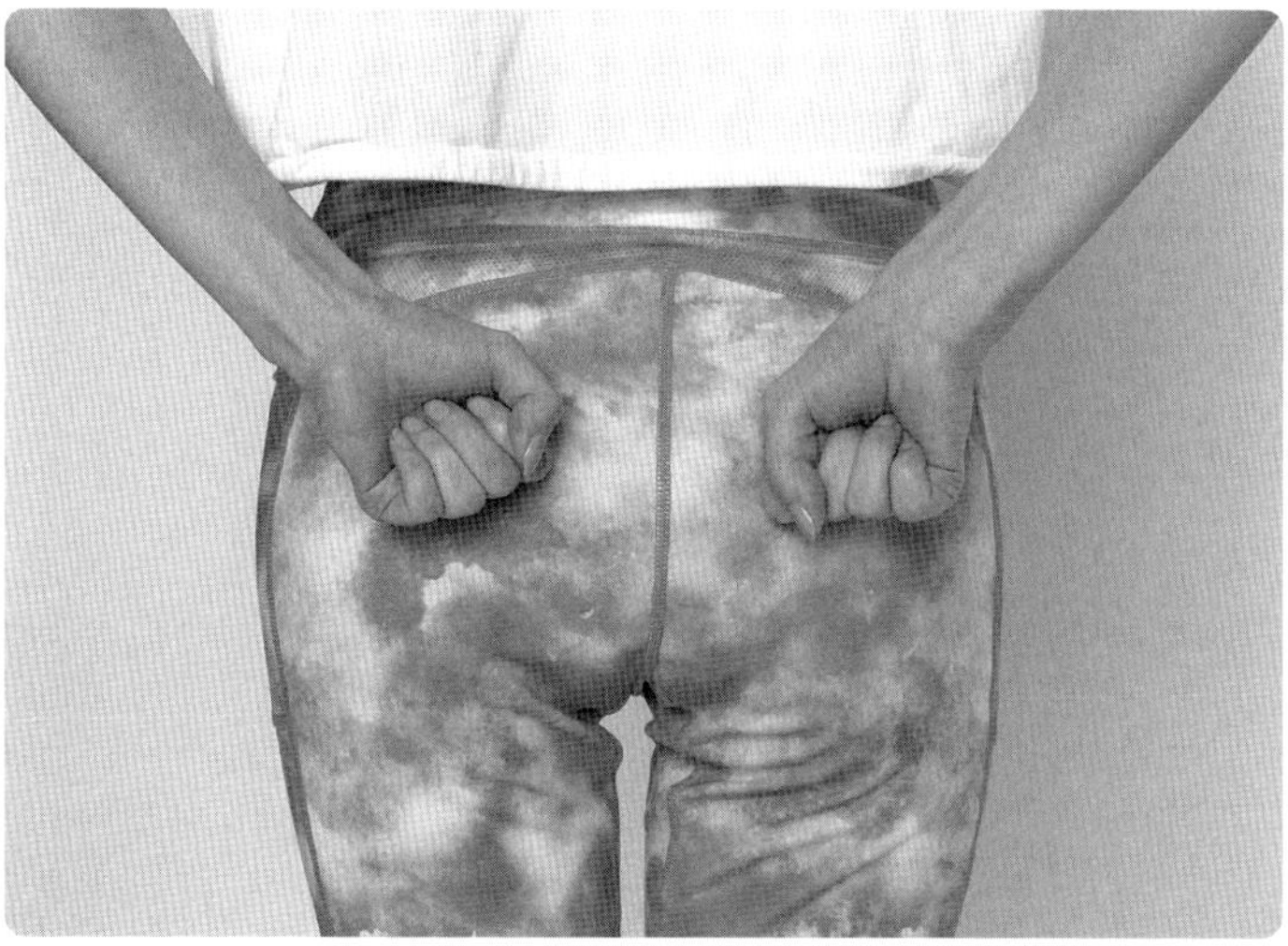

3

写真の位置、お尻の少し上側に当てるイメージでマッサージします。

待合室で待っているとき❷

膝の骨押し当て

足を組むときに、乗せる足の膝裏に、もう片方の膝の骨を当てながらほぐすイメージです。

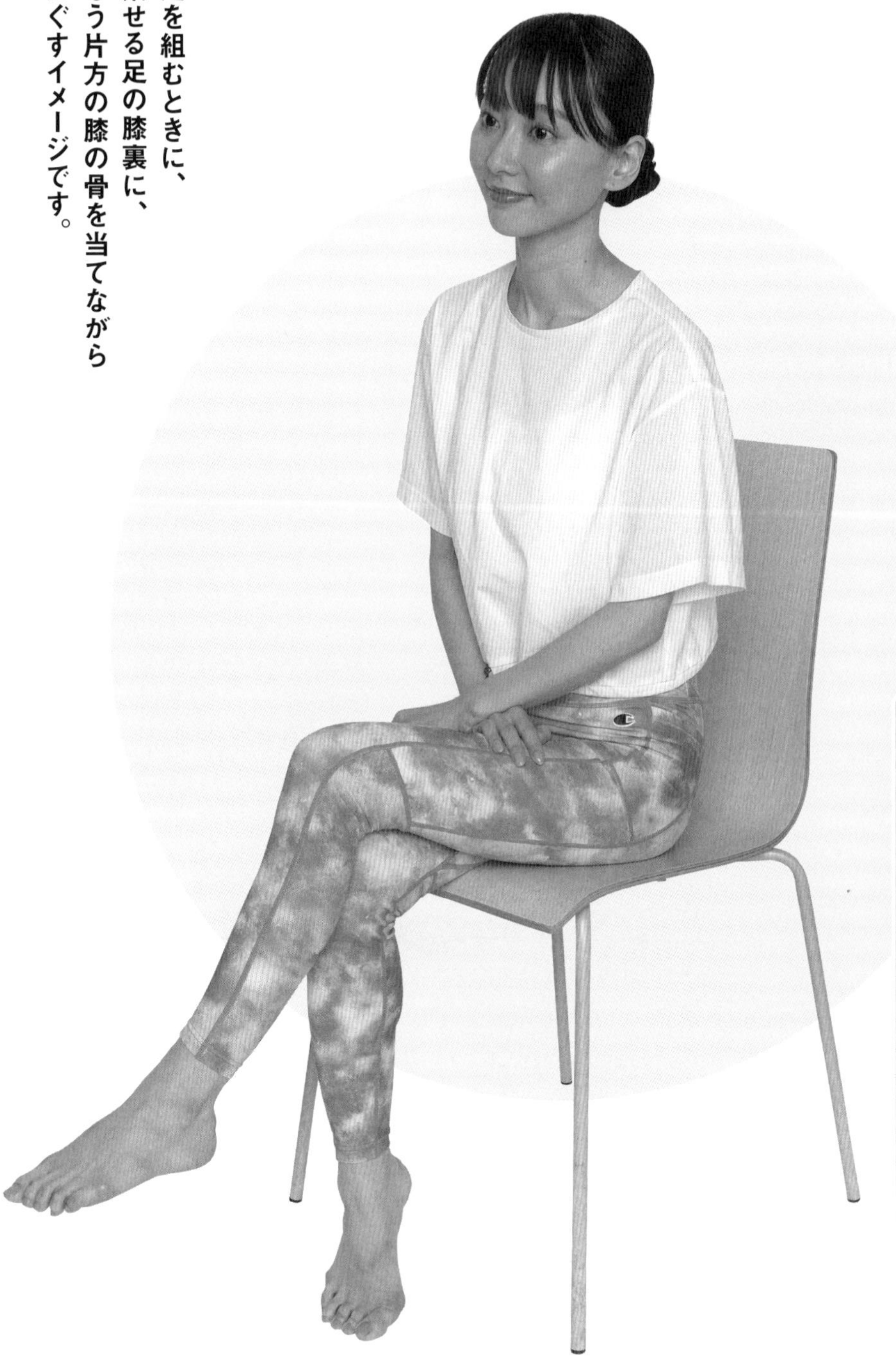

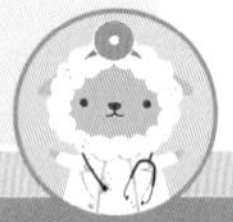

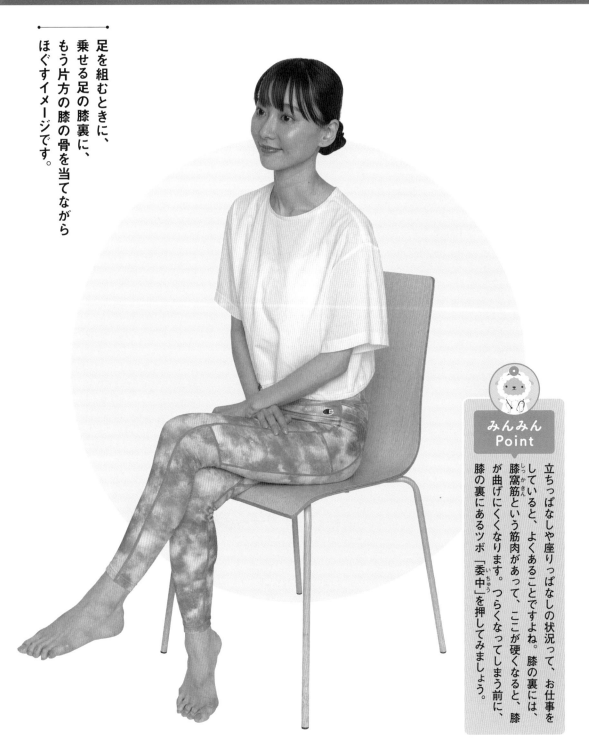

みんみん Point

立ちっぱなしや座りっぱなしの状況って、お仕事をしていると、よくあることですよね。膝の裏には、膝窩筋《しっかきん》という筋肉があって、ここが硬くなると、膝が曲げにくくなります。つらくなってしまう前に、膝の裏にあるツボ「委中《いちゅう》」を押してみましょう。

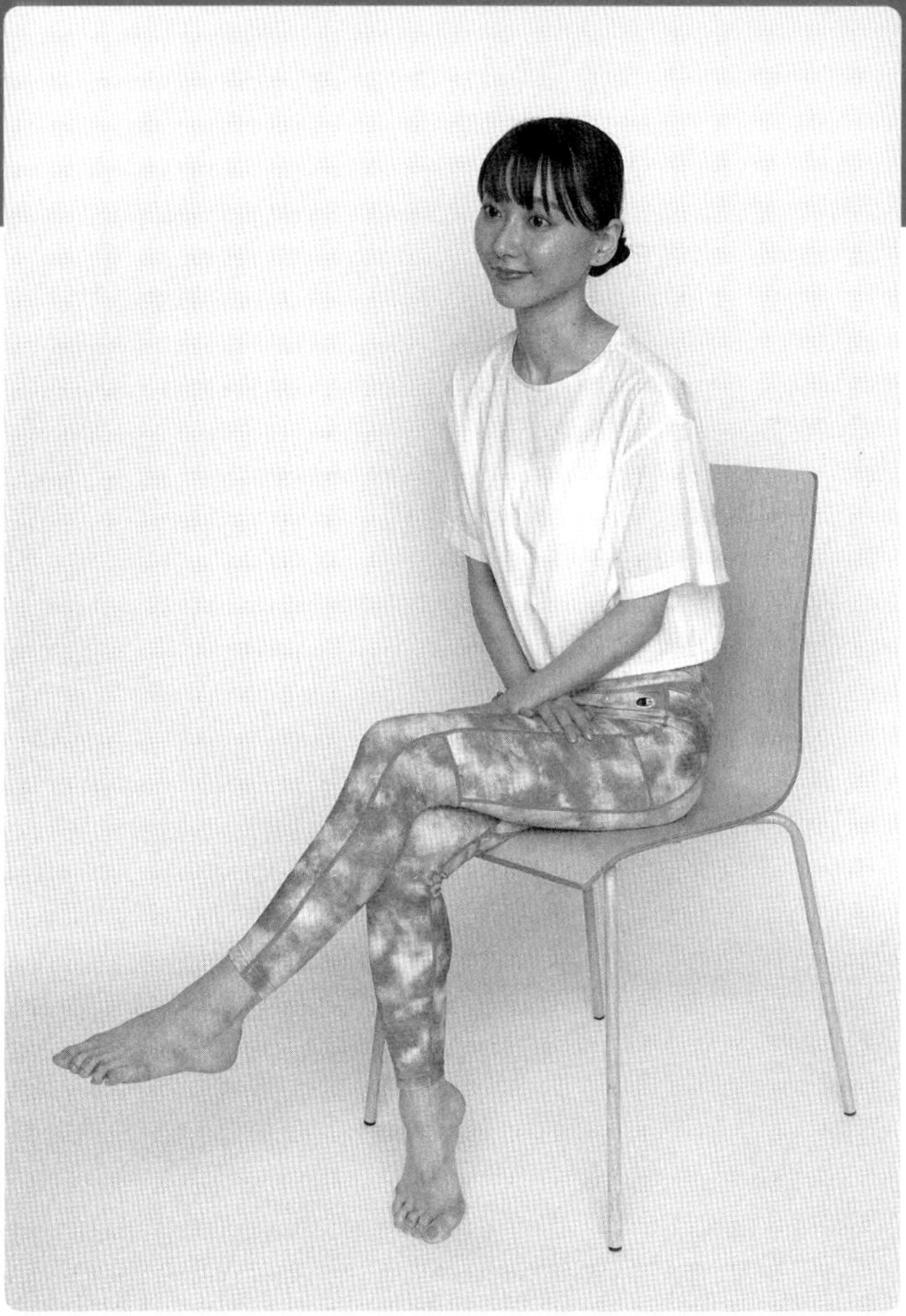

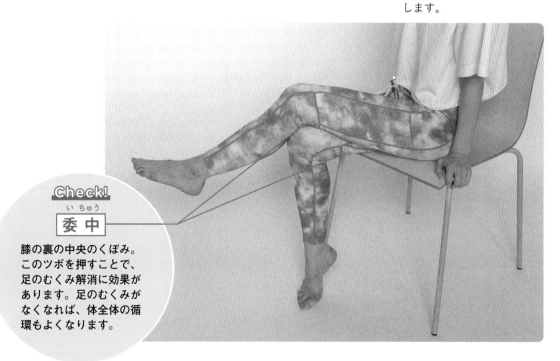

1

姿勢を正して座った状態で、片方の足をもう片方の膝の上に乗せます。

2

乗せる方の足の膝裏のくぼみに、もう片方の足の膝の骨をフィットさせるイメージで。足の自重を使ってマッサージします。

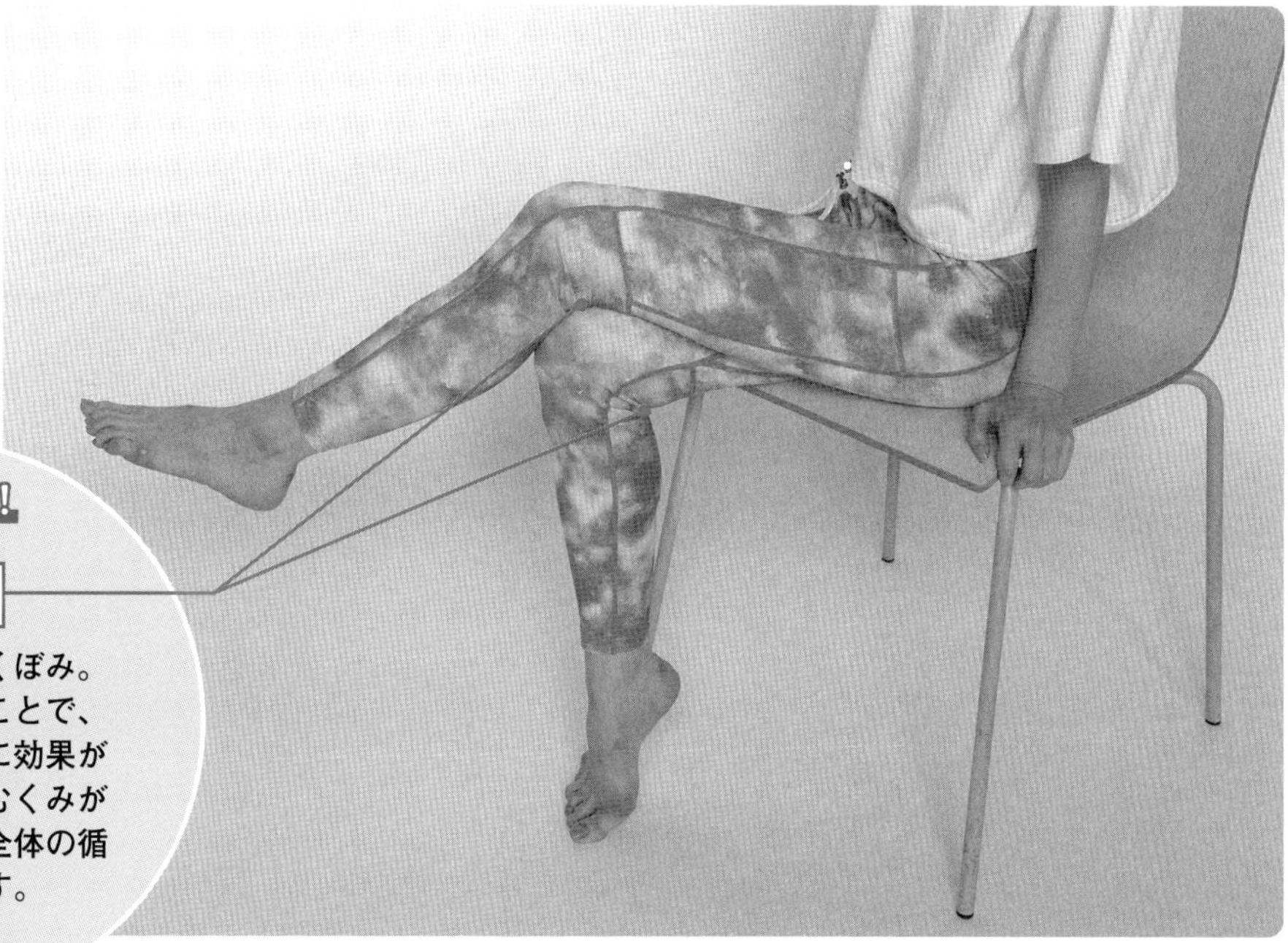

Check!

委中《いちゅう》

膝の裏の中央のくぼみ。このツボを押すことで、足のむくみ解消に効果があります。足のむくみがなくなれば、体全体の循環もよくなります。

手技22

エスカレーターに乗っているとき

腰骨ぐりぐりほぐし

例えばエスカレーターに乗っているとき、ただ立っているだけではもったいないので、お尻をほぐしちゃいましょう。

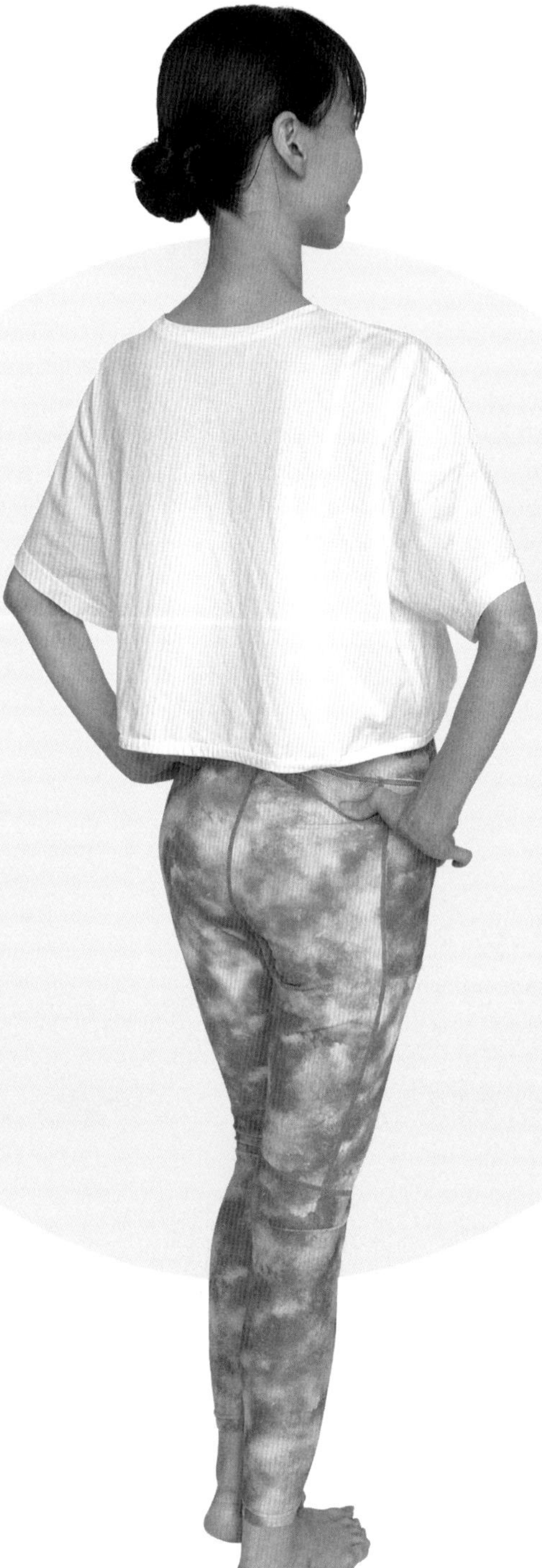

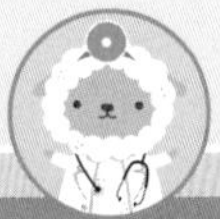

みんみんPoint

お尻の筋肉は、下半身を支えている重要な筋肉。お尻の筋肉が衰えてくると、腰痛になったり、坐骨神経痛になったりします。お尻の筋肉をほぐすことで、腰痛や足の痛みの予防、改善に繋がります。

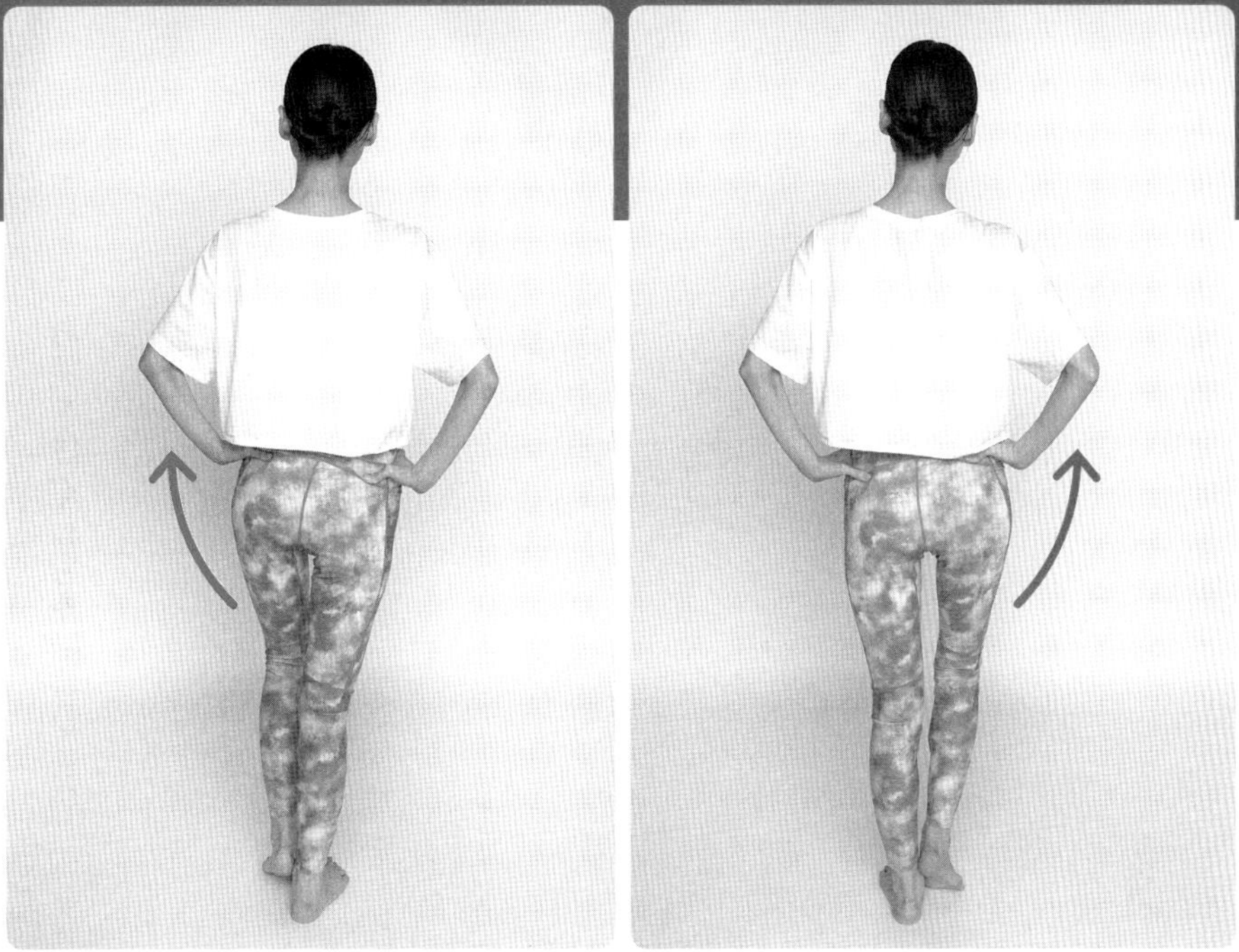

1 片方の足に自重をかけたとき、その自重がかかった側のお尻の腰骨あたりを親指でマッサージします。

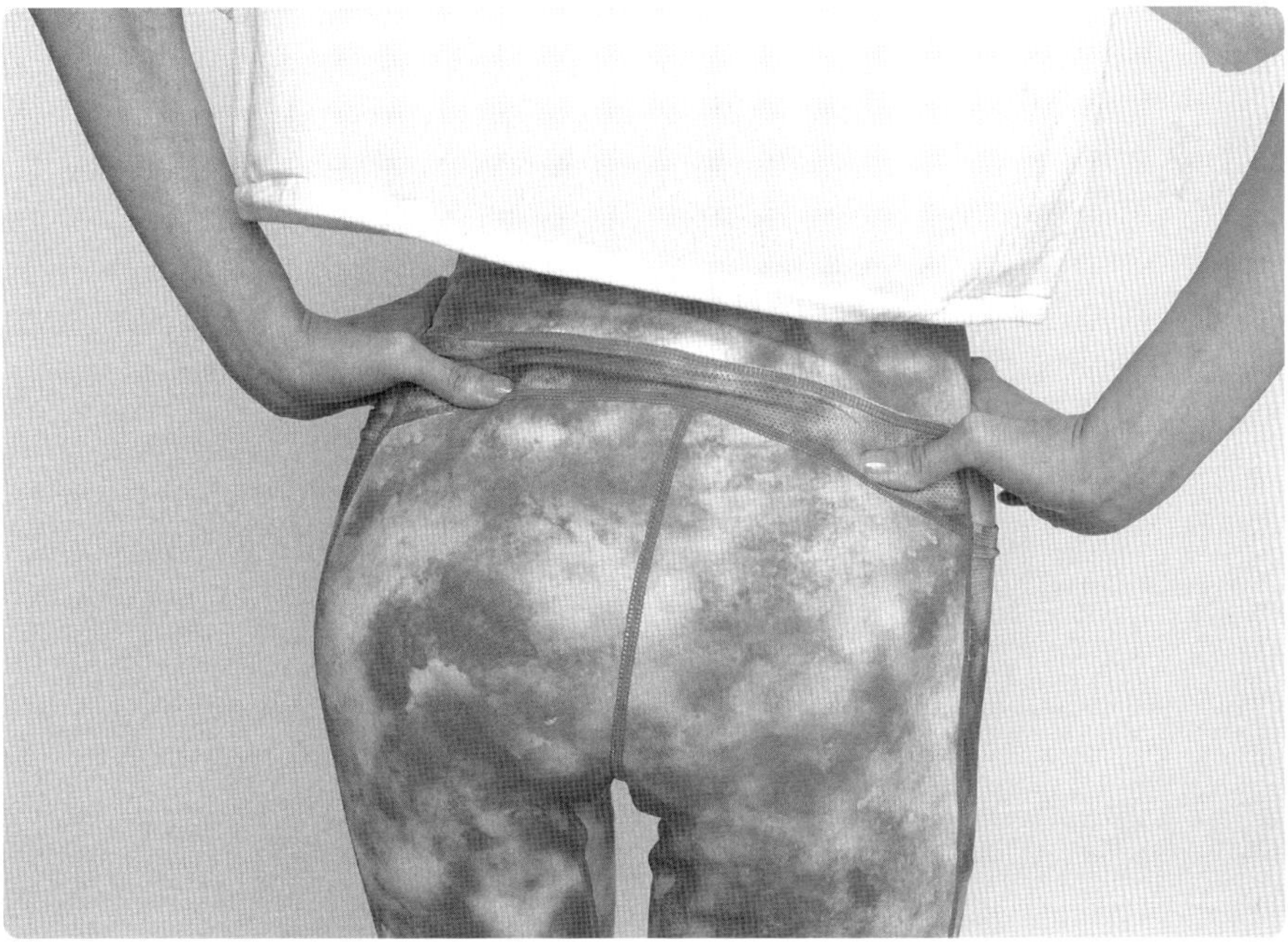

2 押すポイントは大体写真の位置。自分で気持ち良いと思うポイントを探して、ぐぐっと押し込んで、ほぐします。

手技23

お風呂上がりに
お尻やわらかほぐし

ここのポイントは、ぐりぐり押すのではなく、クリームを塗る程度の優しさでOKということ。触るだけでも効果はでます！

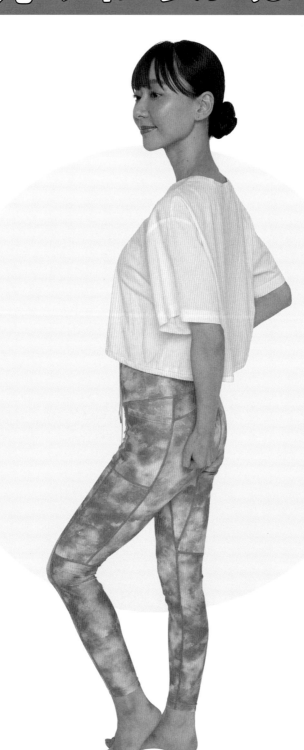

みんみんPoint

お尻の中でも最も大きな筋肉が「大臀筋《だいでんきん》」。この筋肉が硬くなると、骨盤が後傾し、腰の不調を引き起こします。お風呂上がりに保湿クリームを塗るなどして、お尻を触る頻度を増やすのも効果的です。

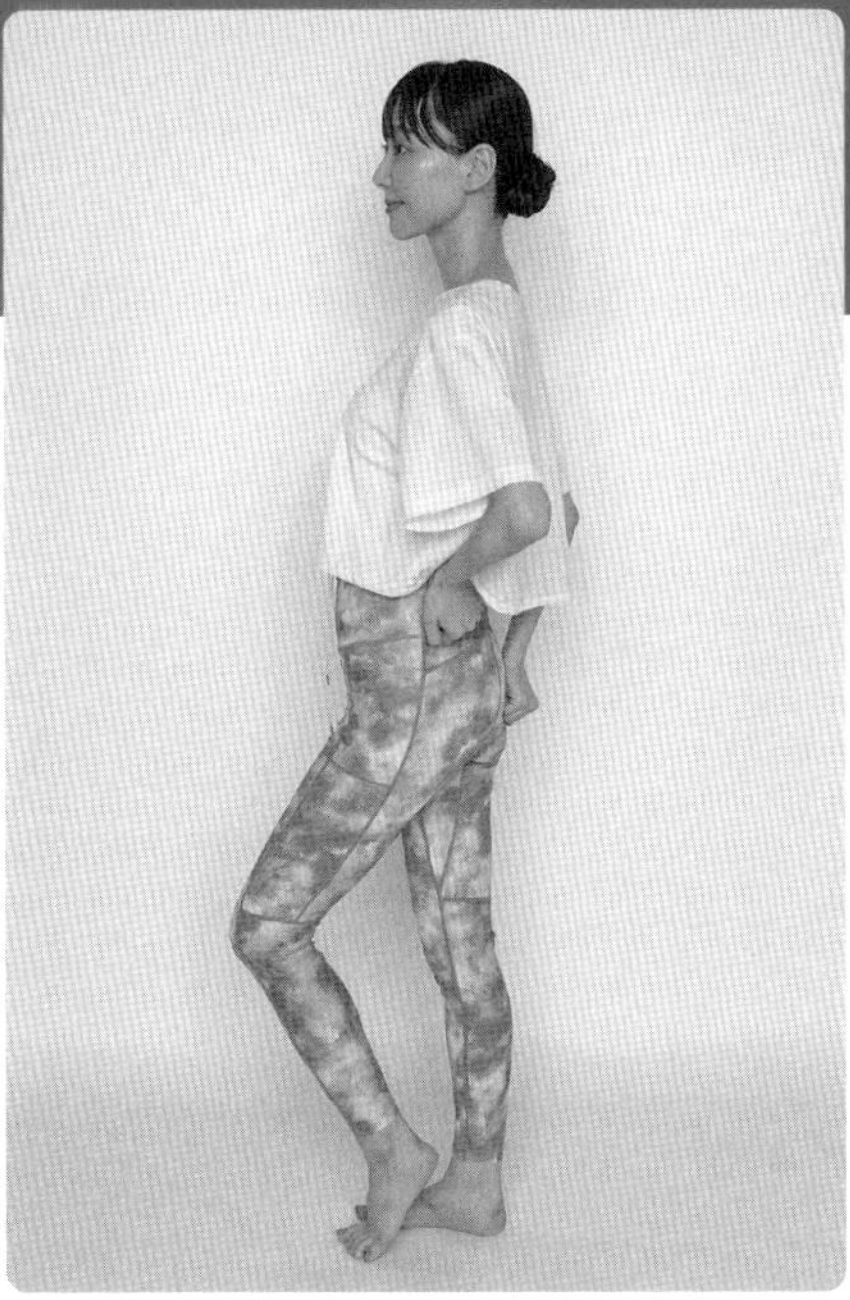

1

立った状態で、両手をグーにし、お尻に当てます。

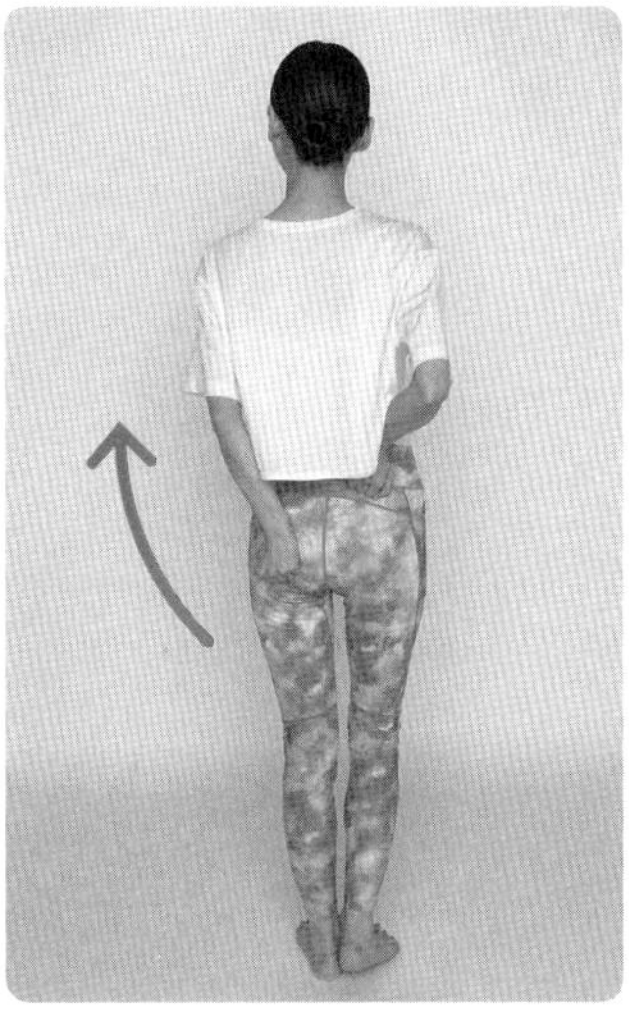

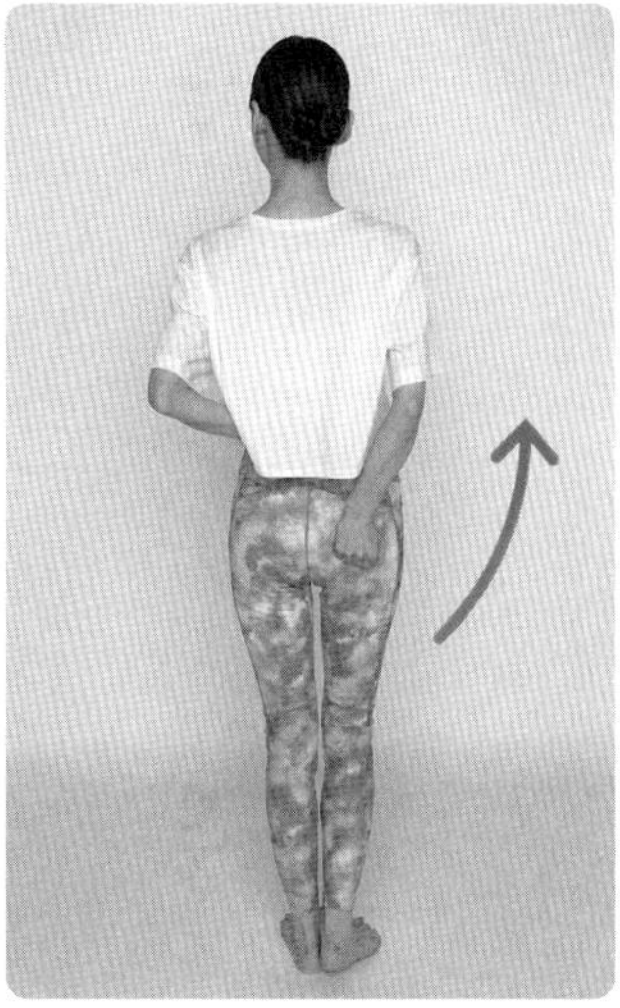

2

左右交互に、下から上まで、クリームを塗るように滑らせます。

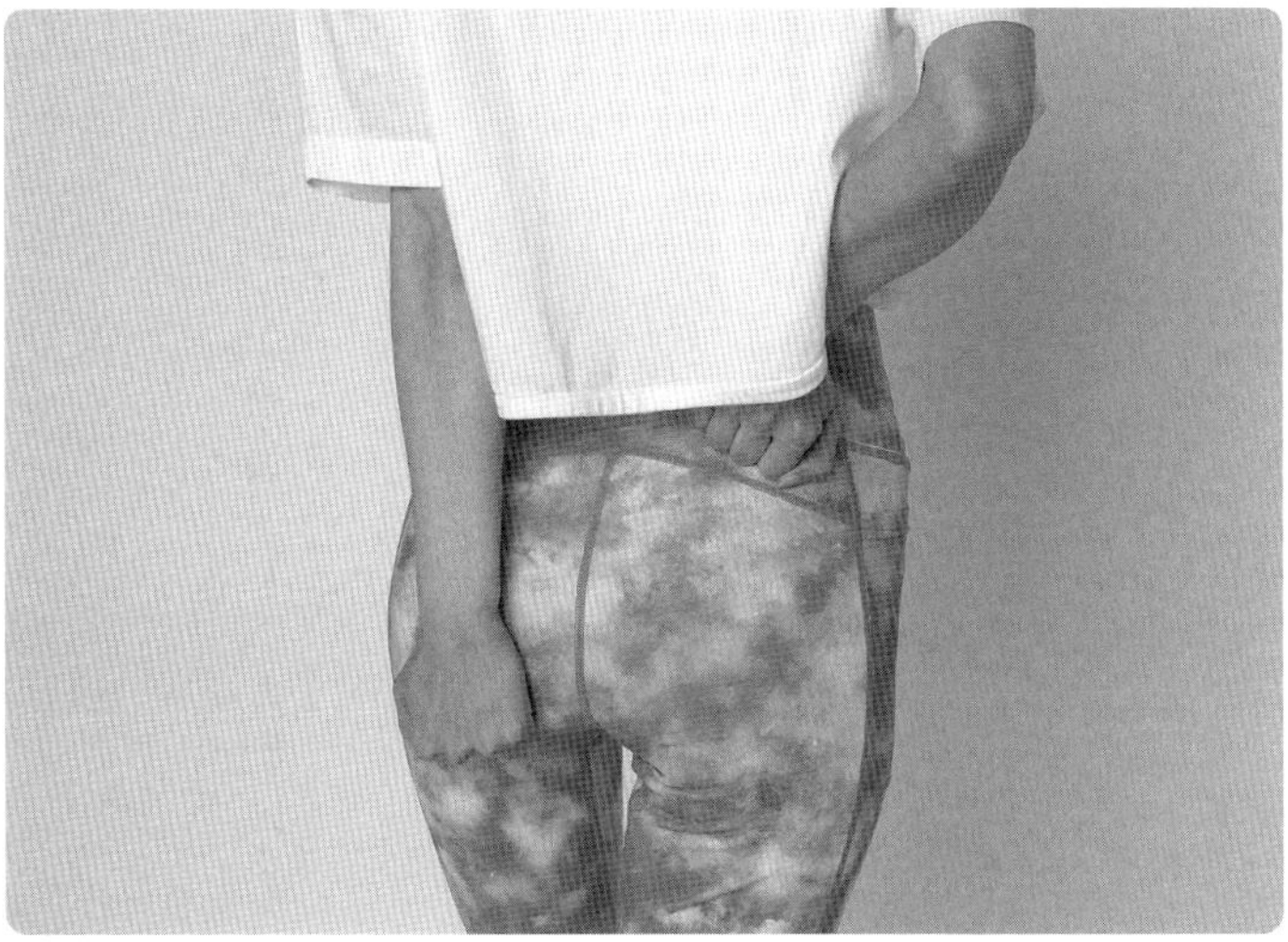

3

力の入れ方は、上から下ではなく、下から上にお尻を持ち上げることを意識します。

手技24

家でテレビを見ているとき❷

脇の下ゴロゴロほぐし

横になって、腕を枕にして
リラックスしているときにできる“ながら”ほぐし。
脇の下に自重がかかるので、
やわらかいゴムボールがおすすめです。

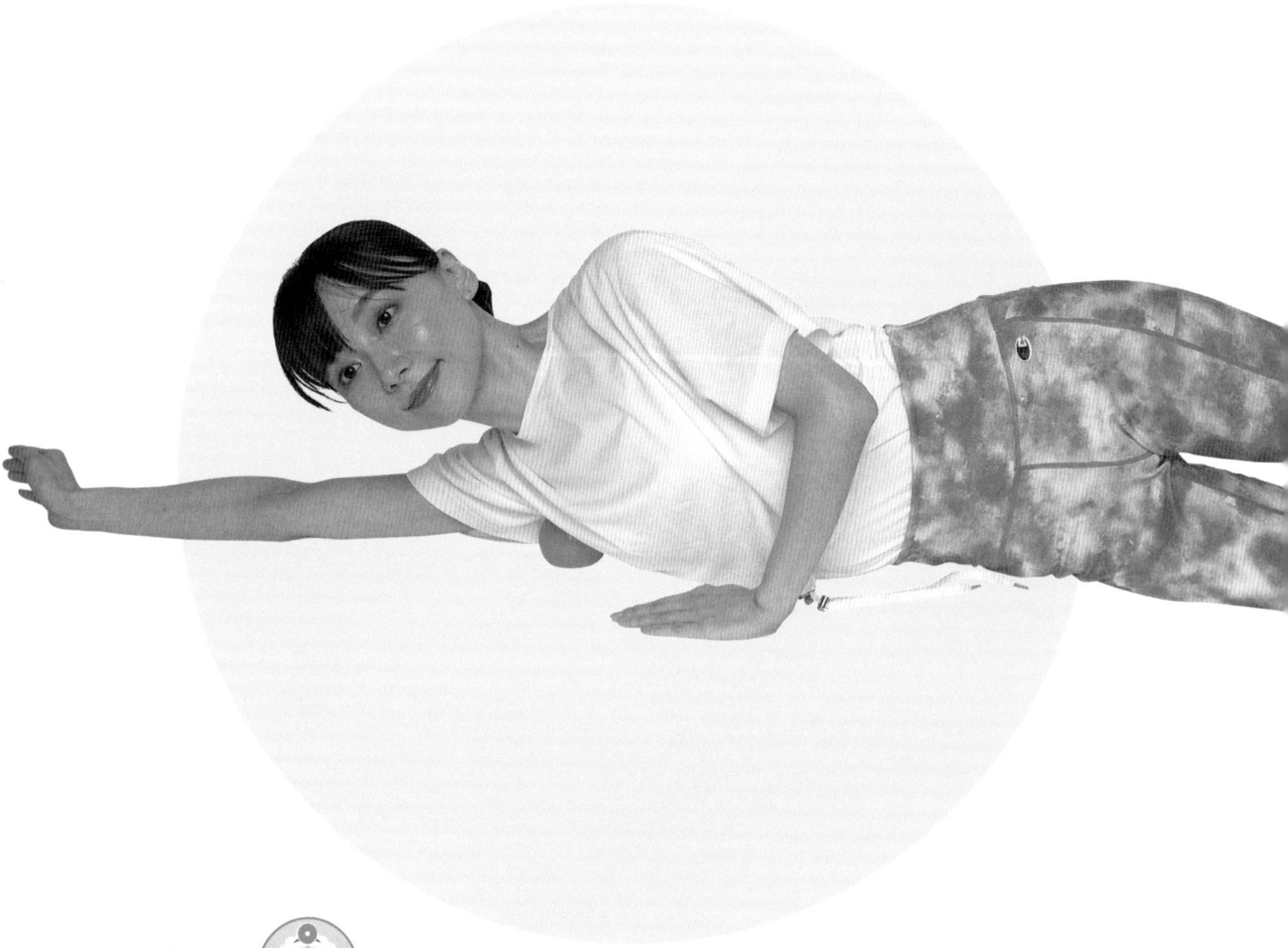

みんみんPoint

肩こりの改善には、脇の下をほぐすのが効果的です。その理由は、脇の下をほぐすことにより、肩甲骨の可動域を広げ、血行やリンパの流れを良くすることができるから。人によっては痛いと感じることもあるので、慣れないうちは、手でさすることから始めましょう！

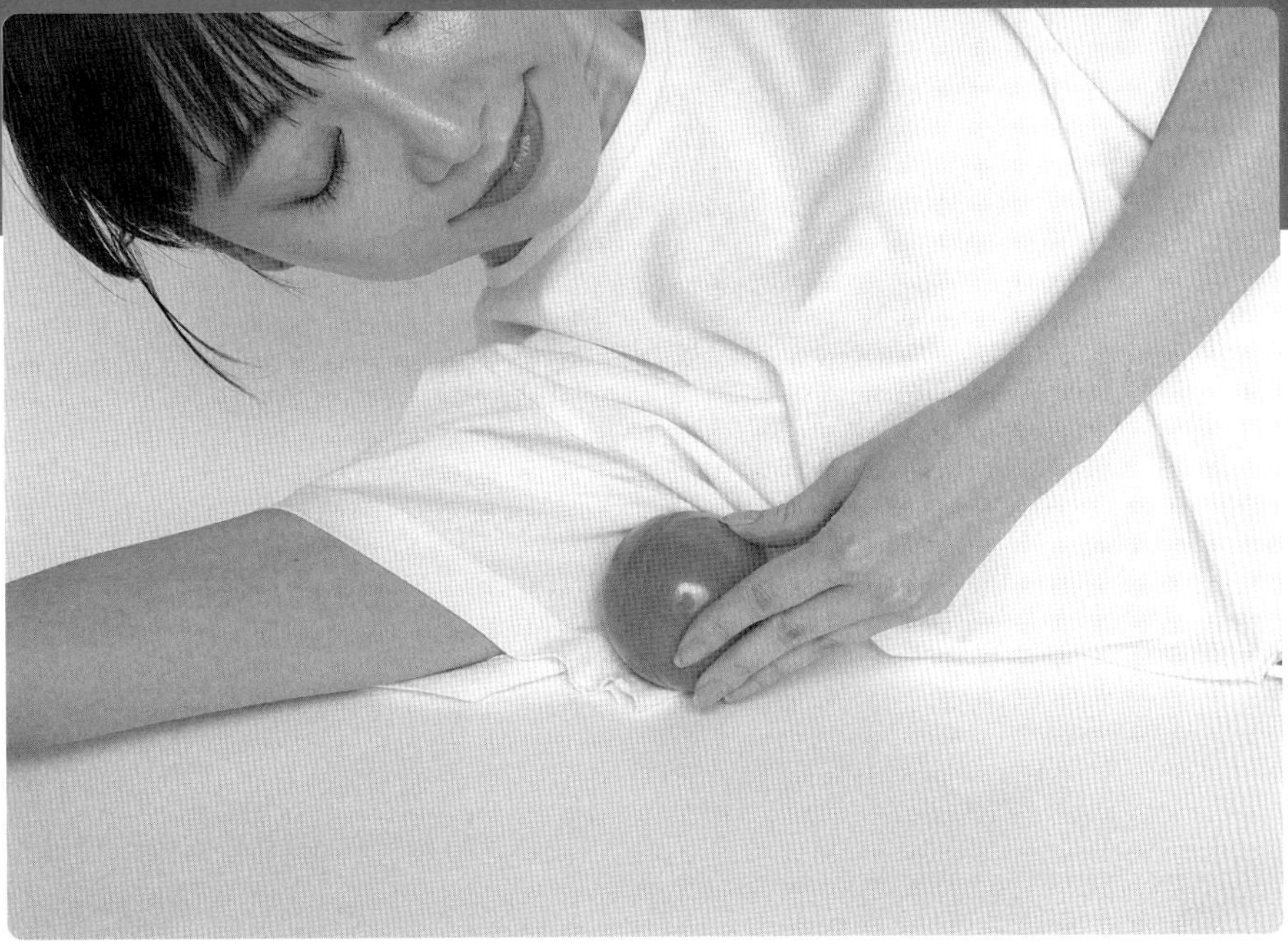

1 体の向きを横にして寝たときに、地面につく方の脇の下にゴムボールを入れます。

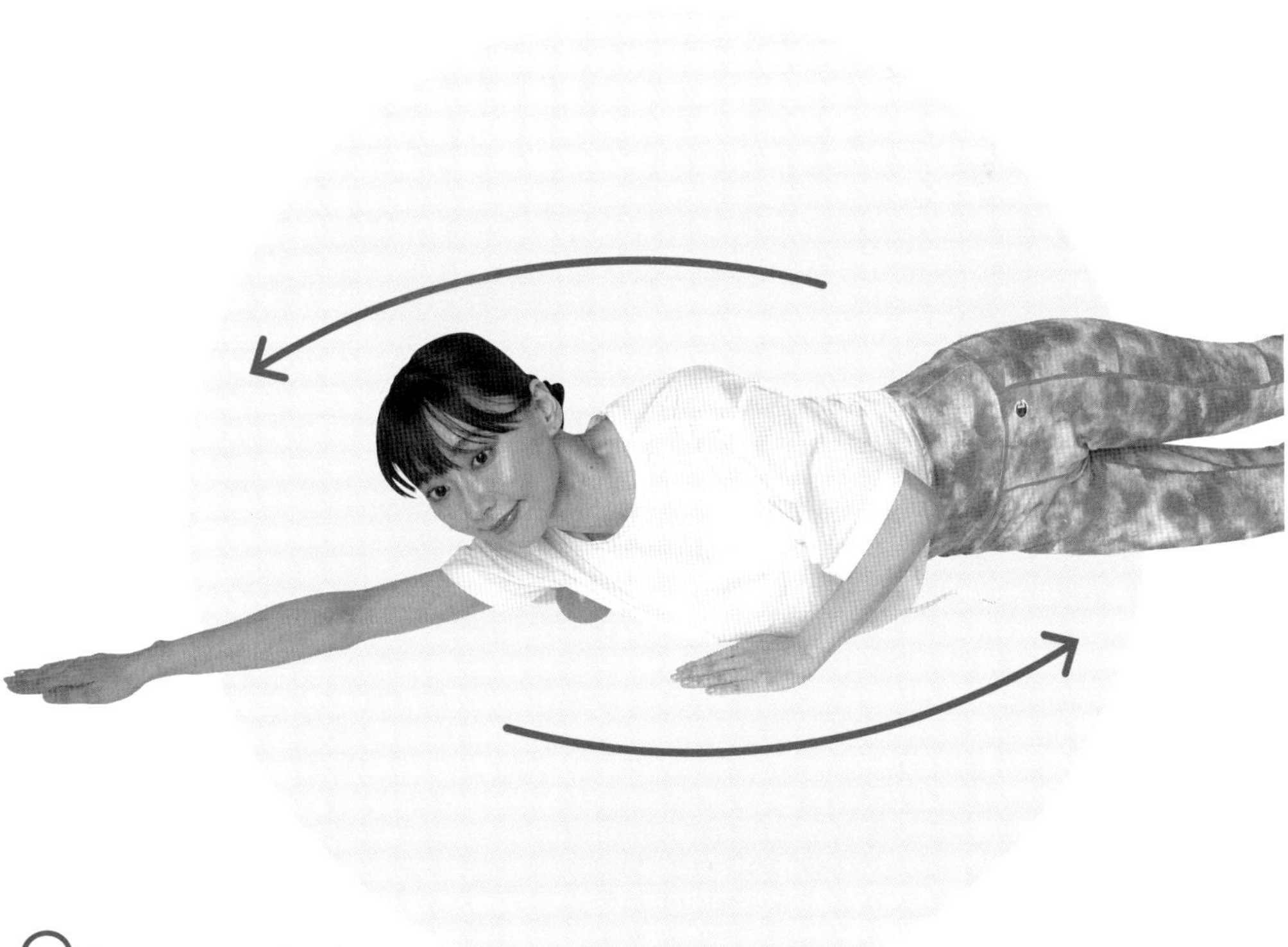

2 脇に入れたゴムボールに自重をかけながら、ボールを転がすイメージで、上下に動きます。

手技25

寝ているとき

腰フリフリほぐし

夜寝る前のちょっとした空き時間にどうぞ。
ゴムボールを腰の下に入れ、
自重をかけてゆっくりほぐします。

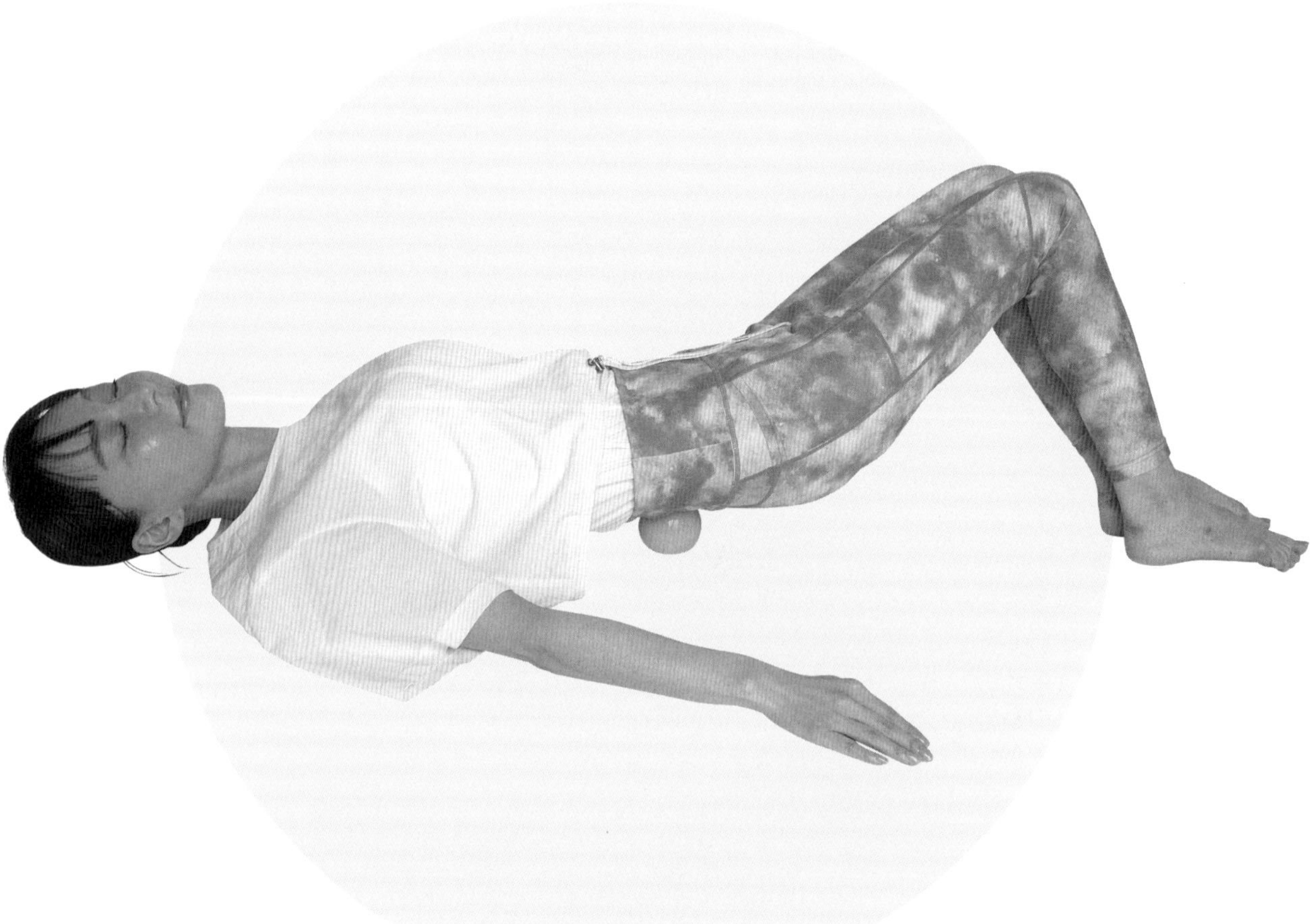

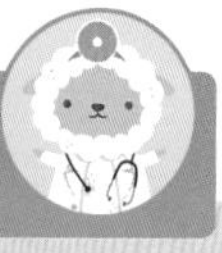

みんみん Point

背骨には「多《た》裂《れつ》筋《きん》」という小さな筋肉がついていますが、腰部になると大きな筋肉になります。この筋肉は、体を反ったり、片側に倒す動作に必要なもの。ここが硬くなると、交感神経が優位になり、不眠で悩まれる方が多くなります。寝る前にここをほぐすことにより、安眠に繋がります。仰向けで寝ながら腰に手を当てるだけでもOKですよ！

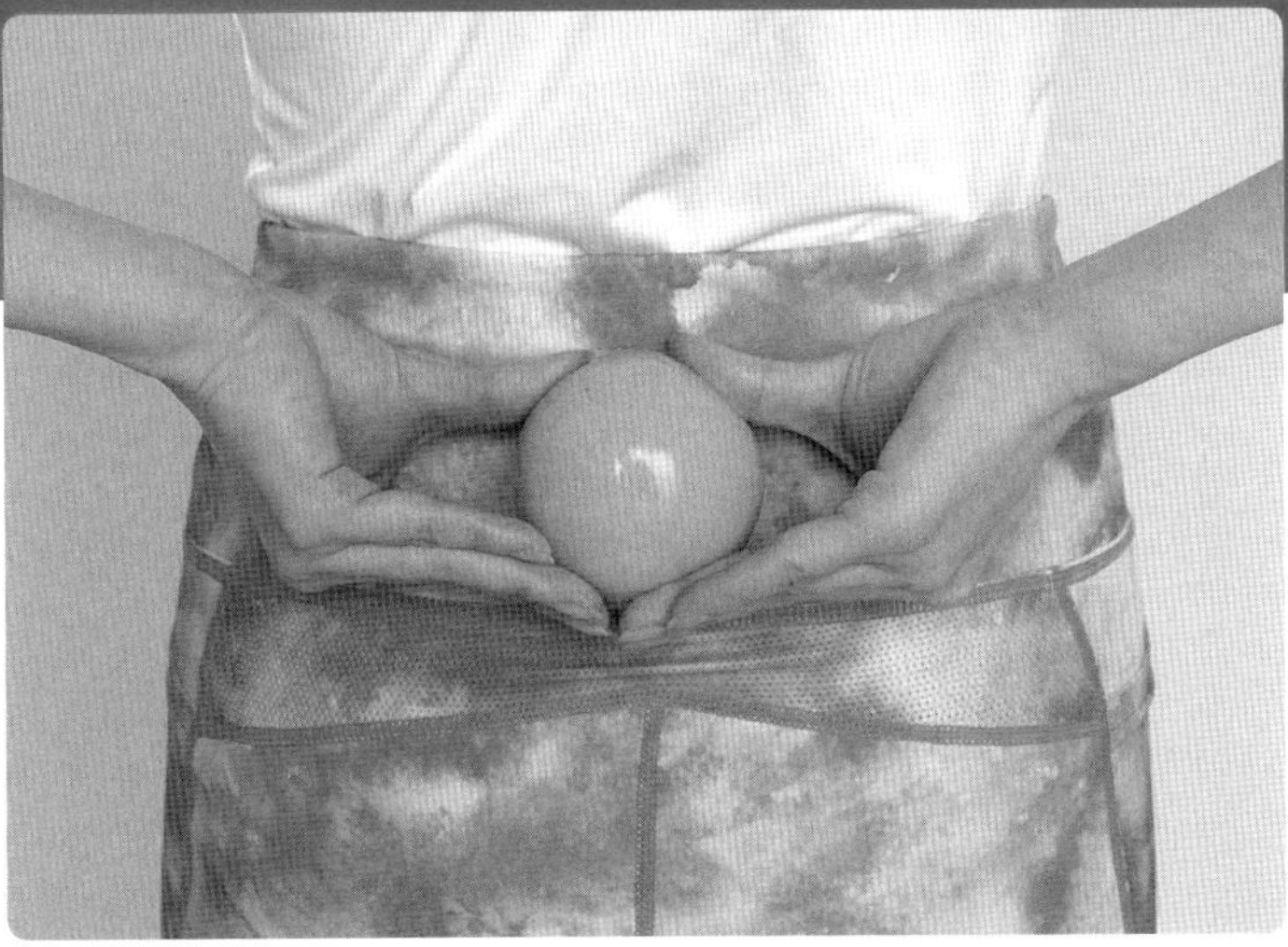

1

ちょうど腰の裏側にくるように、ゴムボールを持ってきます。

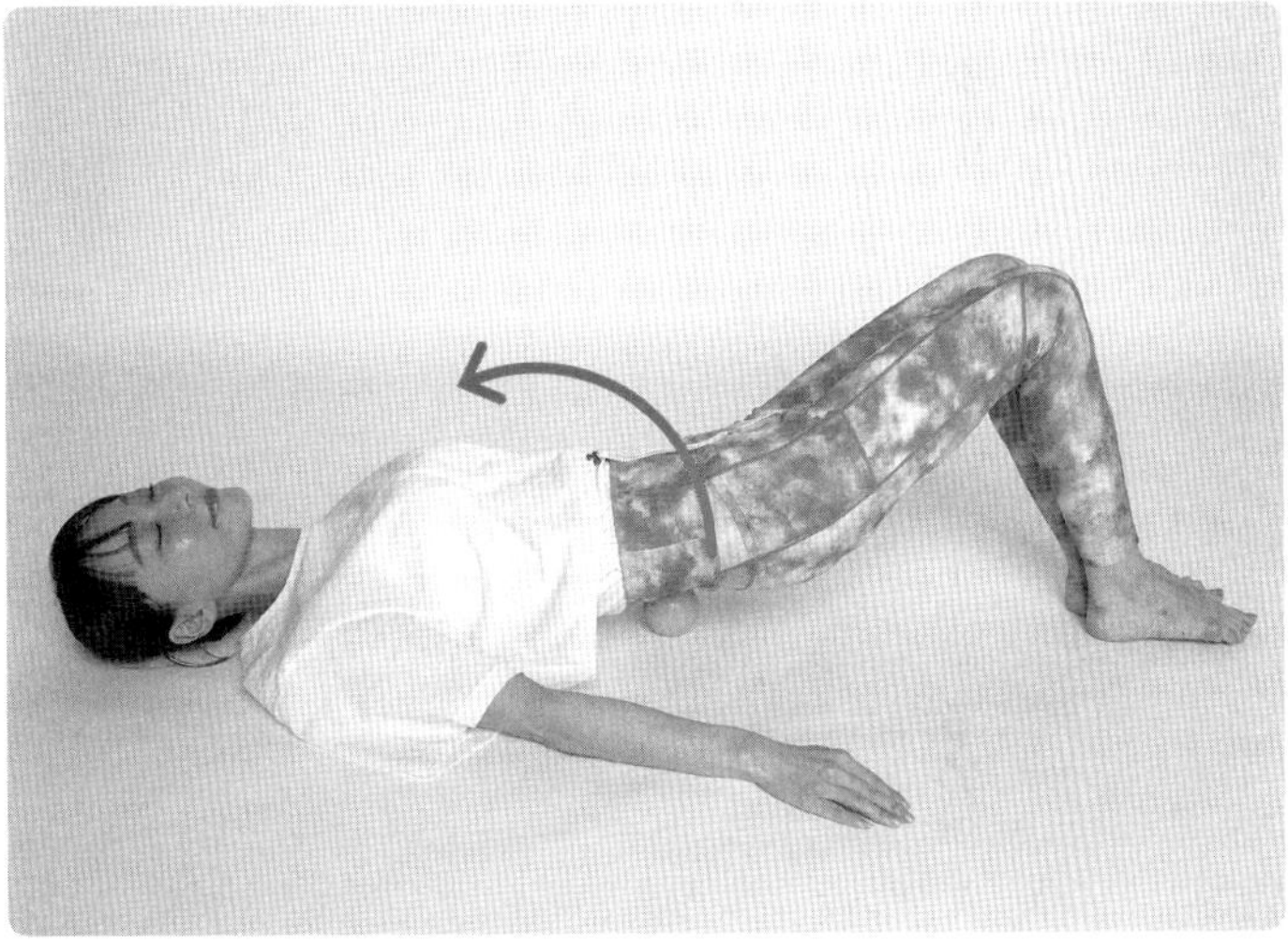

2

1の位置をキープしたまま、ゴムボールに自重をかけ横になります。

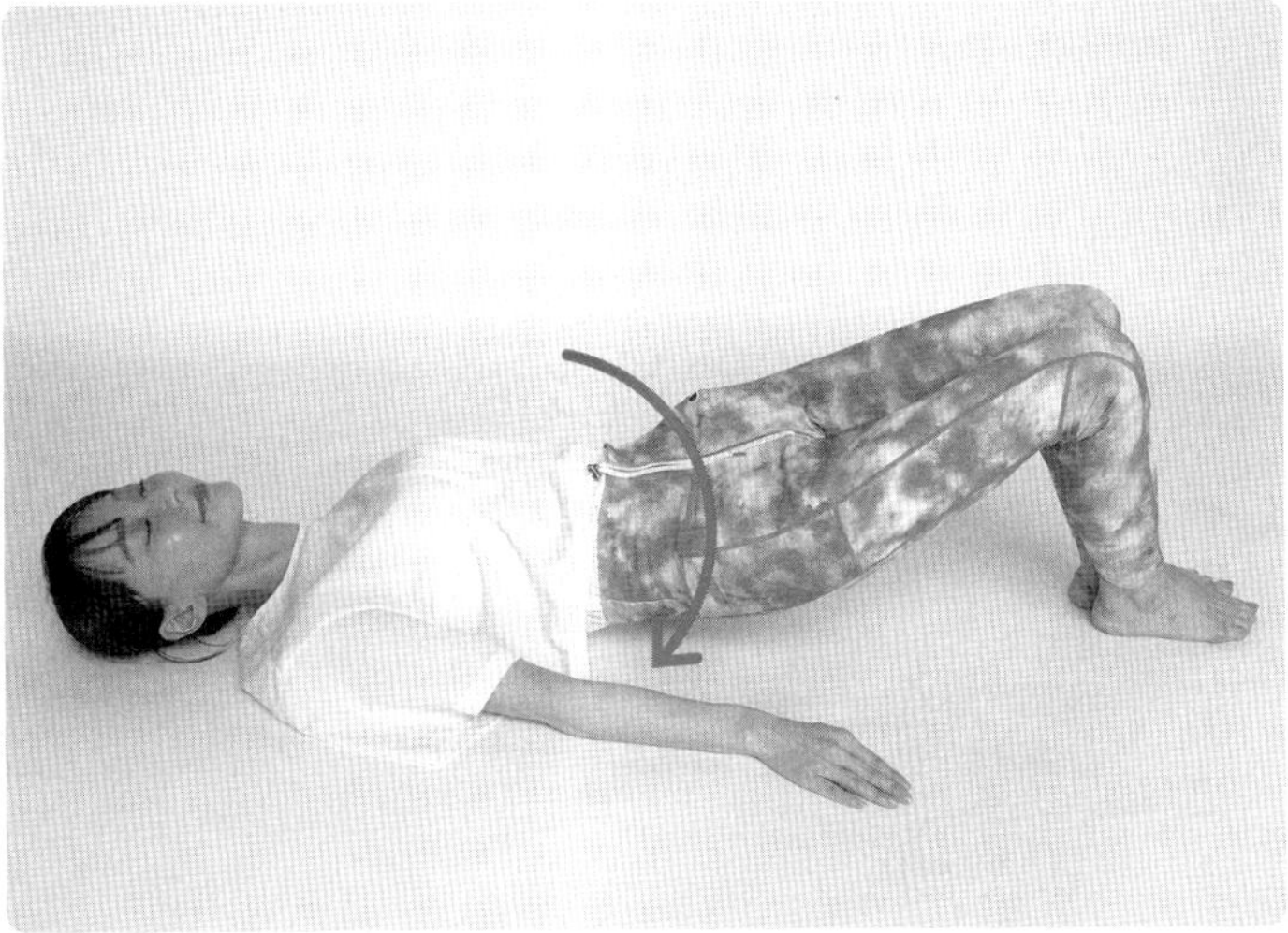

3

ゴムボールを転がすイメージで、お尻を左右に振るように動かしながら、ほぐします。

Column 4

暮らしながら習慣をつくるコツ

まず自分がどんな1日を過ごしているかを自分で理解することから始めます。客観視することで、自分の習慣が浮き彫りになってくると思います。習慣の基準は、週に4日以上行っていることとしましょう。朝何時に起きて、朝ごはんを食べて、仕事をして……という具合です。このように、現状を把握したのち、理想のゴールを設定します。

例えば、毎日のお風呂で、頭を洗うときに猫の手でマッサージをするとか、毎朝飲んでいる水を倍にしてみるとか。このように、日々の生活リズムに習慣を新しく加えるには、現状を把握することがとても大切なんです。

私が重要だと考えるものに、**全く新しい習慣を無理にねじ込まない**というのがあります。例えば毎日10キロ走る！なんて目標を立てたとしても、長続きしなそうですよね。私だったら、駅のホームに上がるエスカレーターを階段にするとか、できそうな目標を立てます。〝毎日やっていることを少し変えてみる〟ということが重要で、目標にしたときに無理がないんです。食事にサラダを増やすとか、コーヒーをブラックに変えるとか、湯船につかる時間を5分伸ばすとか……。できそうなことから、少しずつ始めると、気がついたときには、習慣になっていますよ。

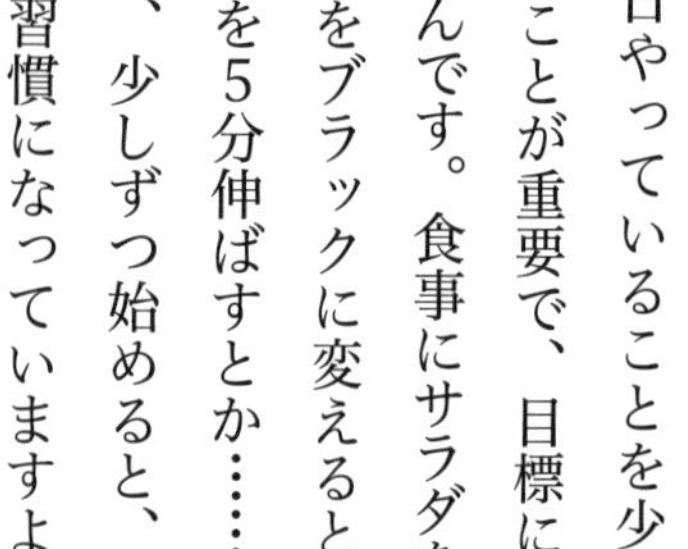

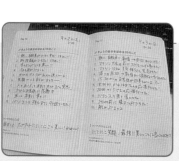

みんみん先生の朝の習慣「ほめほめノート」。毎日10個自分をほめるようにしている。

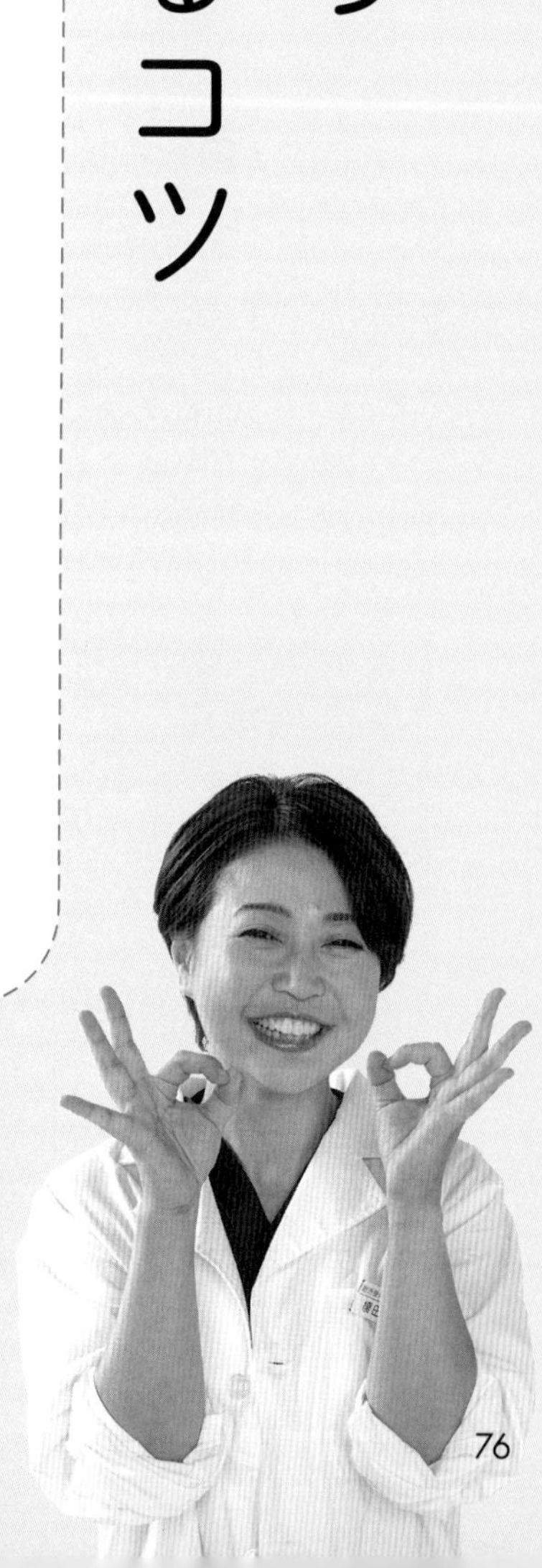

ドクターヘッド

DrHEAD

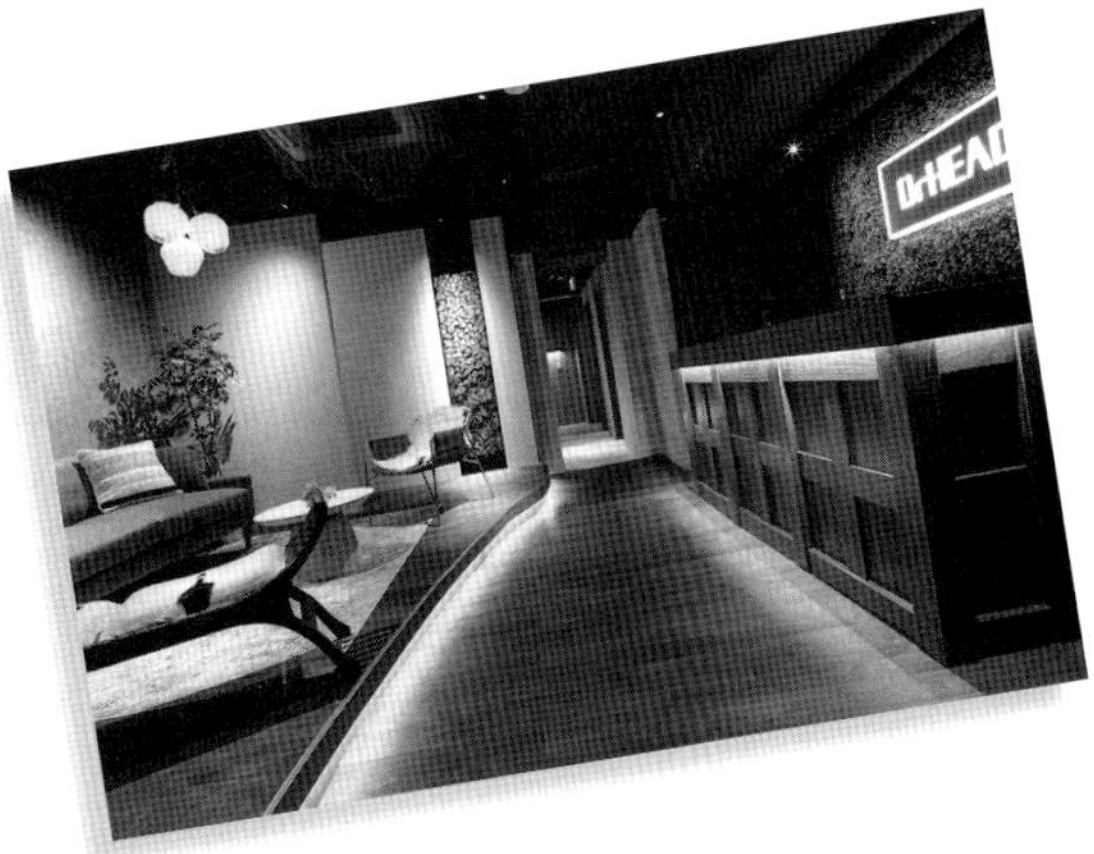

DrHEADは、首・肩こり、頭痛、眼精疲労、不眠などのつらさに根本からアプローチするドライヘッドスパです。整体やもみほぐしに通ったけど症状がなかなか改善されない、首や肩がカチカチでつらい、頑固な頭痛で困っている、目が疲れる、なかなか寝つけないなどでお悩みの方は、ぜひDrHEADをお試しください。

施　術　の　特　徴

① 根本原因である頭・首へのアプローチ

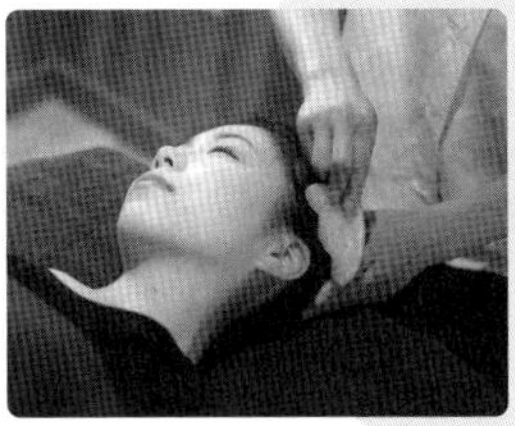

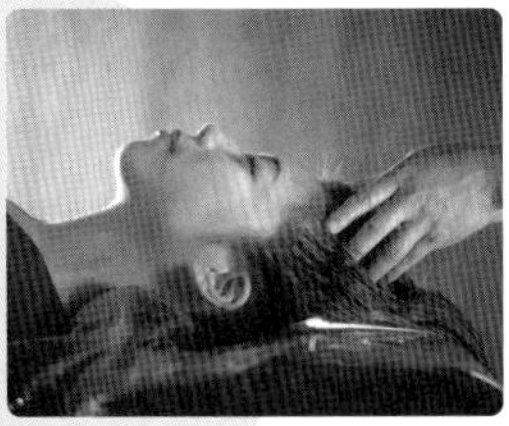

かっさを使った"頭蓋骨はがし"（頭へのアプローチ）と"首折り"（首へのアプローチ）を最大の特徴としています。頭や首の施術を行うための深い知識とオリジナルの手技でお客様のお悩みをケアします。

② 頭・首の施術に欠かせない"ゆらぎ"と圧迫

DrHEADの手技は、全身のケアから始まります。まず"ゆらぎ"と圧迫を行い、全身の筋肉を緩めます。体のつらい部分をほぐすだけでは、一時的なケアにとどまってしまいます。精神的な緊張まで解きほぐすように全身を緩め、頭や首への施術効果を高めます。

③ 対話による"外さない施術"

お客様へのカウンセリングだけではなく、お客様の言葉や表情を通して施術を行います。ツボを押さえているときのお客様の表情から吐息まで、目と耳を傾けているからこそ、"外さない施術"ができるのです。

新宿本店

東京都新宿区西新宿7-7-33 新銘ビルB1
営業時間 11:00〜21:00 ☎03-6820-2473

四谷店

東京都新宿区四谷1-9-3 新盛ビル6F
営業時間 11:00〜21:00 ☎03-6820-1419

学芸大学店

東京都目黒区鷹番3-1-5 BBN GAKUDAI EAST 4F
営業時間 10:00〜21:00 ☎03-6452-4087

銀座店

東京都中央区銀座7-14-14 Ginza7ビル 5F
営業時間 10:00〜21:00 ☎050-5879-6517

大宮店

埼玉県さいたま市大宮区東町1-195-1 BFTSビル2A
営業時間 9:00〜22:00 ☎050-5867-8716

新横浜店

神奈川県横浜市港北区新横浜2-14-14 新弘ビル 4F
営業時間 10:00〜22:00 ☎045-577-3835

おわりに

この本を手にとっていただき、
そして最後までお読みいただき、ありがとうございました。
「DrHEAD」はオープンして、まもなく3年が経とうとしています。

これまで一人ひとりのお悩みを
丁寧なカウンセリングでお迎えしてきましたが、
もっと多くの人々の悩み……遠方にお住まいの人や、
お店に通えないくらい忙しい人にも、
セルフケアの大切さを伝えていきたいと思い、
この本ができあがりました。

本書を読んで、「これなら私にもできそう」と
思ってくれればうれしいです。

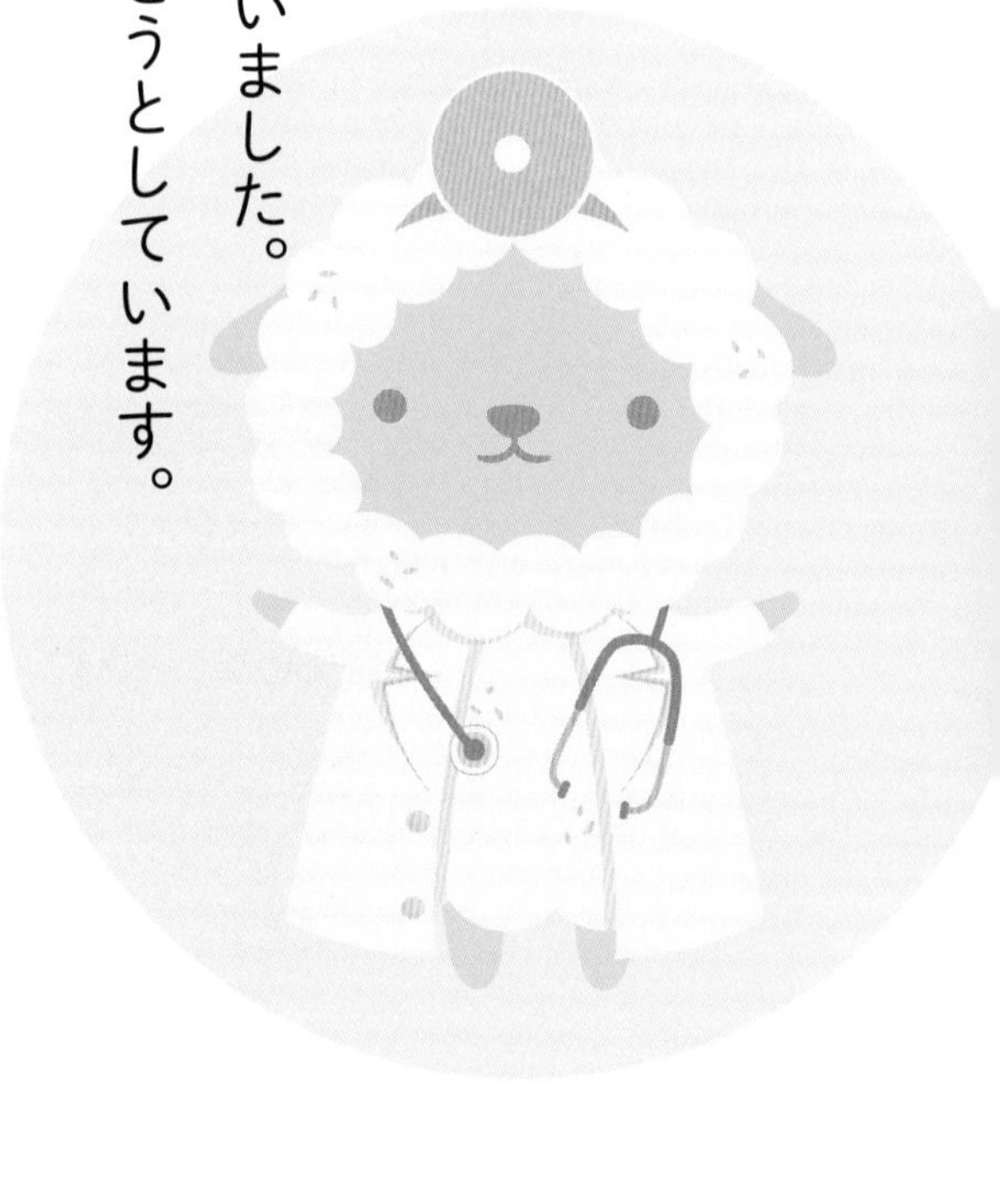

「がんばらなきゃ」と思った
努力家のあなたは、
がんばりすぎなくて大丈夫です。

はじめから欲張らなくても大丈夫なので、
「髪を洗うとき」「トイレに入っているとき」
「会議のとき」など、どれかひとつでもいいので、
日常の動作に組み合わせてみてくださいね。

「えっ、それだけでいいの!?」と思うくらい
小さな〝ちりつも〟を重ねることで、
昨日よりも着実に健康になっているみなさんと、
お会いできるのを楽しみにしています。

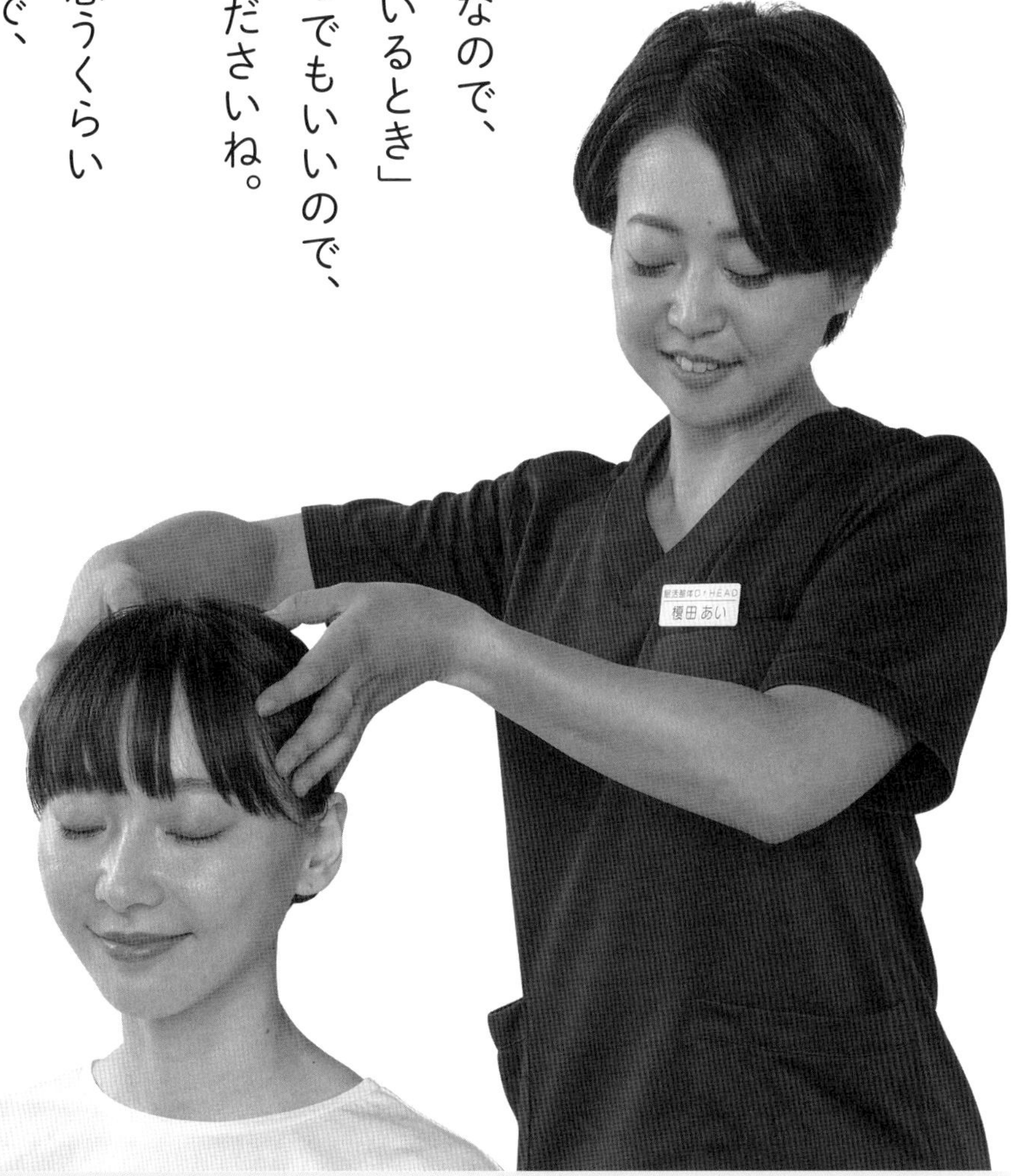

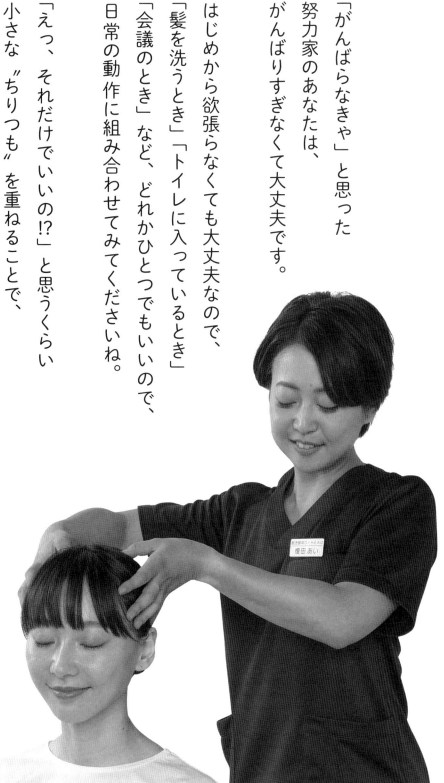

スタッフ
モデル　葉月祥子（スペースクラフト）
ヘアメイク　平塚美由紀
撮影　有馬貴子
デザイン　河南祐介（ファンタグラフ）
イラスト　ながのまみ（本文ページ）
Michi（表紙）
取材・文　丸山亮平（百日）
DTP　天龍社
校正　鷗来堂
企画　小山竜央
編集　梶原綾乃

■みんみん先生公式LINE
本書で載せきれなかったセルフケアをご紹介します

ぐっすり眠れる頭蓋骨はがし

著　者　みんみん先生
編集人　栃丸秀俊
発行人　倉次辰男
発行所　株式会社主婦と生活社
〒104-8357　東京都中央区京橋3-5-7
TEL　03-5579-9611（編集部）
TEL　03-3563-5121（販売部）
TEL　03-3563-5125（生産部）
https://www.shufu.co.jp
製版所　東京カラーフォト・プロセス株式会社
印刷所　大日本印刷株式会社
製本所　株式会社若林製本工場

ISBN978-4-391-16070-3

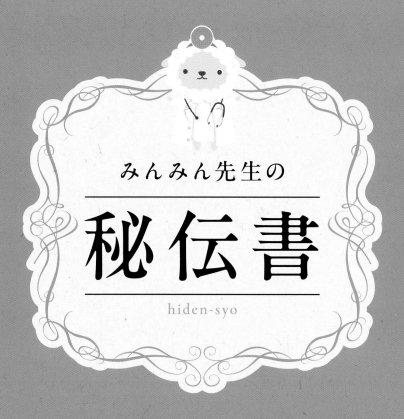

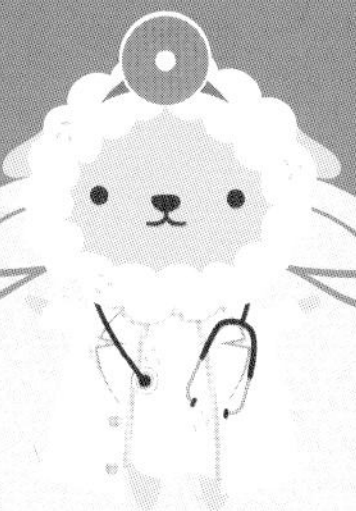

みんみん先生の

秘伝書

hiden-syo

DrHEAD《ドクターヘッド》

1日1分でもOK!

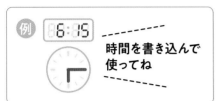

みんみん先生の秘伝書とは？

暮らしながら健康になれる「最強ルーティン」!

本書で紹介した“ながら”手技をより暮らしの中に取り入れてもらえるように、
みんみん先生監修の「最強ルーティン」を作りました。この「秘伝書」を本書から切り取り、
自分の生活にあった時間を書き込みます。トイレや自室、ベッド付近など、目に入る部分に貼って、
1日1つ、1分からでもいいので、ルーティンに合わせて暮らしていきましょう。
健康に暮らしたいあなたの毎日を、みんみん先生が応援します！

例 6:15

時間を書き込んで使ってね

おはようございます！

起床

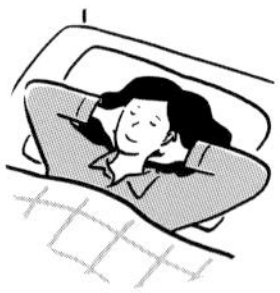

手技 1

「首のくぼみぐりぐり」（P20）

1日が始まりました！ 目が覚めたら起き上がらず、布団の中で手技を行ってから1日をスタートさせましょう。

歯磨き

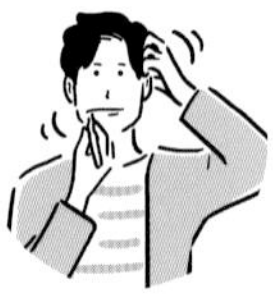

手技 4

「耳介筋さすり」（P26）

歯を磨きながら、空いている手で手技を行います。両手を別々に動かすのは難しいので、なんとなくでOK！

洗顔・メイク

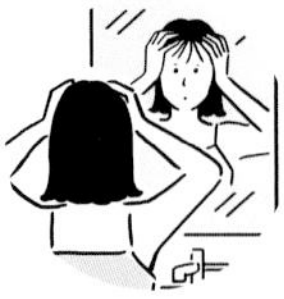

手技 3

「生え際ほぐし」（P24）

顔を洗ってきれいにして、さらに「生え際ほぐし」で目をぱっちりさせ、体も気分もととのえていきましょう！

ヘアセット

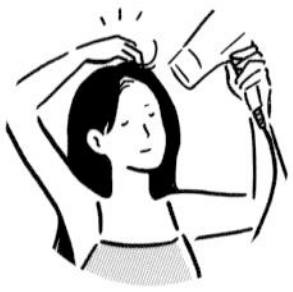

手技 14

「ドライヤー頭皮ほぐし」（P50）

今日の頭皮の硬さはどれくらい？ 理想の硬さは「おでこ」と同じくらいなので、チェックしてみてくださいね。

着替え

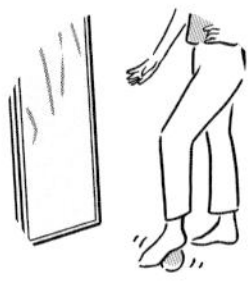

手技 16

「足裏ゴロゴロマッサージ」（P56）

身支度をして、コーディネートをチェックしながら、足ではボールをゴロゴロ。転倒しないように気をつけて！

出勤中

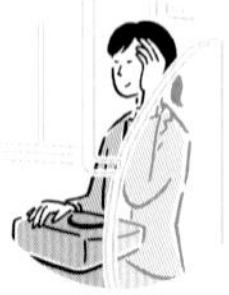

手技 6

「頭皮やわらかまわし」（P32）

電車の中で、目や肩の疲れ対策をしておきましょう。頭の回転も上がるので、仕事前にぴったりの手技です。

打ち合わせ

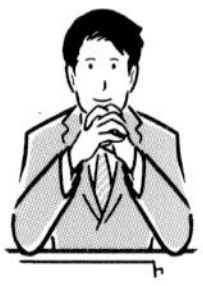

手技 18

「手のひら組みほぐし」（P60）

もちろん会議にはちゃんと参加してくださいね！ 仕事をしながら健康の意識付けをしていきましょう。

ランチタイム

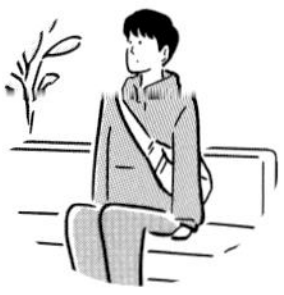

手技20 **手技21**

「お尻グーほぐし」（P64）
「膝の骨押し当て」（P66）

お店に並んでいる途中や、テーブルに食事が届くまでの間などに行います。

トイレタイム

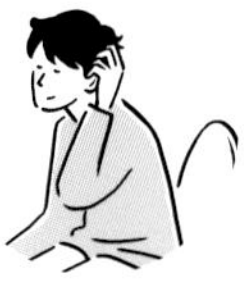

手技2

「耳上ほぐほぐ」（P22）

眠さや疲れが出てくる頃ですが、残りの時間も頑張って。トイレ休憩で心身を休ませて、さあいってらっしゃい！

ラストスパート

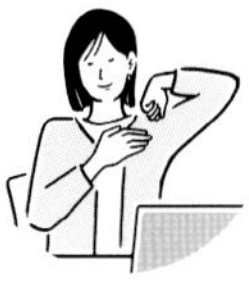

手技17 **手技10**

「ちょっと休憩風肩まわし」（P58）
「考えごと風こめかみほぐし」（P40）

定時前の頑張りどき。無理せず手技で休憩を挟んでいきましょう。ファイト！

業務終了

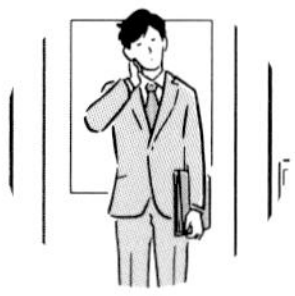

手技8 **手技22**

「首のうしろもみもみ」（P36）
「腰骨ぐりぐりほぐし」（P68）

本日もお疲れさまでした。帰りながら首肩、お尻まわりをほぐしましょう。

退勤中

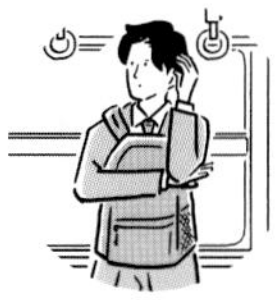

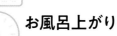

手技7

「頭皮ひっぱりほぐし」（P34）

長時間のデスクワークでたまった体のこりや目の疲れを、電車の中でケアしながら帰ります。

リラックスタイム

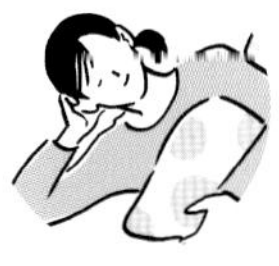

手技11 **手技12**

「後頭部リラックスもみ」（P44）
「側頭筋リラックスほぐし」（P46）

これを続けていれば、無意識に耳元に手が伸びるようになるはず。

お風呂

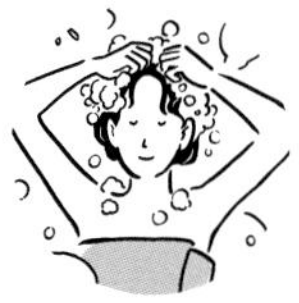

手技13

「頭全体ゆるゆるヘッドスパ」（P48）

湯船につかる時間があれば、体内の血液が体を1周する時間「20分」を目安に、お風呂の温度を調整してみて。

お風呂上がり

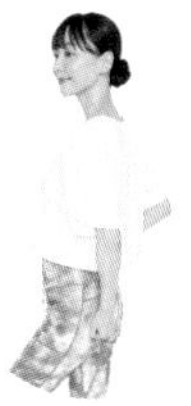

手技23

「お尻やわらかほぐし」（P70）

温まった体にボディクリームを塗って保湿しながら、そのすべりを利用してほぐしていきましょう。

ストレッチタイム

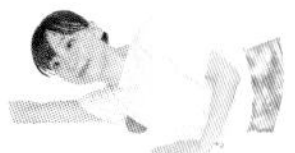

手技24 **手技25**

「脇の下ゴロゴロほぐし」（P72）
「腰フリフリほぐし」（P74）

部屋の明かりを落として、副交感神経を優位にさせていきましょう。

就寝

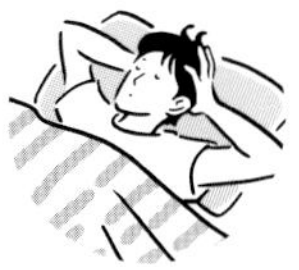

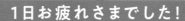

手技15

「安眠ぐぐーっと指圧」（P52）

寝る直前に行います。ゆっくりと深呼吸を意識してみてください。明日もよい日になりますように。

1日お疲れさまでした！

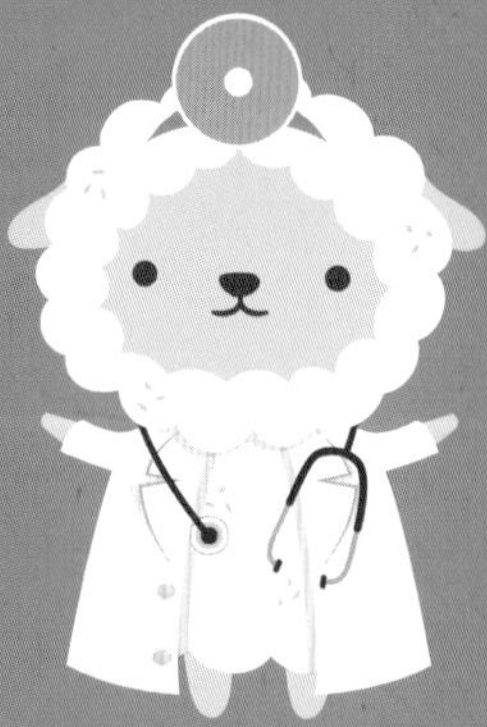

ぐっすり眠れる 頭蓋骨はがし

巻末綴じ込み付録